常见消化内科疾病
诊疗方法

CHANGJIAN XIAOHUA NEIKE JIBING
ZHENLIAO FANGFA

孙　轸　薛文婷　林　梵◎主编

长江出版传媒
湖北科学技术出版社

图书在版编目(CIP)数据

常见消化内科疾病诊疗方法 / 孙轸，薛文婷，林梵
主编. — 武汉：湖北科学技术出版社，2023.2
ISBN 978-7-5352-8778-6

Ⅰ. ①常… Ⅱ. ①孙… ②薛… ③林… Ⅲ. ①消化系
统疾病－常见病－诊疗 Ⅳ. ①R57

中国版本图书馆 CIP 数据核字(2022)第 183901 号

责任编辑：郑灿　　　　　　　　　　　　　　　　封面设计：曾雅明

出版发行：湖北科学技术出版社　　　　　　　　　电话:027-87679426
地　　　址:武汉市雄楚大街 268 号　　　　　　　邮编:430070
　　　　　（湖北出版文化城 B 座 13-14 层）
网　　　址:http://www.hbstp.com.cn

印　　刷:武汉中科兴业印务有限公司　　　　　　邮编:430071

787mm×1092mm　　　1/16　　　　　　　　8.5 印张　　　202 千字
2023 年 2 月第 1 版　　　　　　　　　　　　　2023 年 2 月第 1 次印刷
　　　　　　　　　　　　　　　　　　　　　　　定价：　88.00　元

前　　言

　　消化内科学是一门实践性很强的学科。近年来,随着医学新技术的不断创新、新药物的不断研发以及治疗方法的不断开拓,尤其是消化内镜微创诊疗的蓬勃发展,消化系统疾病的诊断治疗技术也取得了突飞猛进的发展,为当今消化内科领域注入了无限生机与活力。临床医师需要不断学习、吸收现代医学的先进理论和经验,才能跟上时代的发展,更好地为患者服务。本书基于以上实际需要,本着内容丰富、资料新颖、科学实用的原则,在参考了大量国内外相关文献的基础上编写而成。

　　本书暂介绍了部分消化内科学的知识,涉及消化系统临床常见疾病的诊断及治疗,包括消化系统常见症状与体征、胃肠动力、胃部疾病、肠道疾病、炎症性肠病。

　　对于书中涉及的相关疾病均进行了详细叙述,如发病机制、临床常见症状与表现、常用检查方法、诊断与鉴别诊断、治疗方法及预后等。本书主要强调疾病的诊断方法及临床常用治疗方法,具有一定的临床实用性,为广大消化内科医务人员提供了参考。

　　为了更好地提高消化内科医护人员的临床诊疗水平,本编委会人员在多年诊治经验基础上,参考诸多相关书籍资料,认真编写了此书,望谨以此书为广大医护人员提供微薄帮助。

　　由于本编委会人员均在临床一线进行诊治工作,故编写时间仓促,难免有不足之处,恳请广大读者见谅,并给予批评指正,以更好地总结经验,共同进步。

《常见消化内科疾病诊疗方法》编委会

2022 年 8 月

目　　录

第一章 消化系统常见症状与体征

第一节 吞咽困难

吞咽困难（dysphagia）是指患者的正常吞咽功能发生障碍所导致的吞咽食物或饮水时有梗阻感觉或发噎感，它可由口咽部、食管或贲门的功能或器质性病变引起，它是常见的消化道症状之一。常见的原因有食管癌、贲门癌、食管狭窄和食管动力性疾病（如贲门失弛缓症）等。

一、病因

根据病变部位不同，吞咽困难分为口咽性和食管源性吞咽困难，根据梗阻原因不同分为机械性梗阻和动力障碍性梗阻。常见原因列于表 1-1。

表 1-1 常见吞咽困难病因

疾病	口咽性吞咽困难	食管源性吞咽困难
病因	口炎、外伤、咽炎、咽后壁脓肿、咽喉结核、急性化脓性扁桃体炎、扁桃体周围脓肿、咽喉部肿瘤、中枢神经系统疾病（脑血管意外、帕金森病、肌萎缩性侧索硬化症、脑干肿瘤等）、周围神经系统疾病（脊髓灰质炎、周围神经病变等）、肌肉疾病（原发性肌病、代谢性肌病、重症肌无力、皮肌炎、多发性肌炎等）、全身感染中毒性疾病（破伤风、狂犬病等）、环咽肌失弛缓症	急慢性食管炎、食管憩室炎、食管结核、Barrett 食管、食管黏膜下脓肿、食管癌、贲门癌、手术后吻合口狭窄、放疗后、酸碱烧伤瘢痕、食管先天性疾病（食管蹼、先天性食管闭锁、先天性食管狭窄）、食管良性肿瘤、食管内异物、食管裂孔疝、食管受压（纵隔疾病、心血管疾病、甲状腺肿大）、风湿免疫性疾病（皮肌炎、硬皮病等）、贲门失弛缓症、弥漫性食管痉挛

二、发病机制

正常吞咽过程是指食物在口腔内咀嚼后经过口咽部进入食管，再通过食管进入胃内的过程。包括口咽部吞咽、食管上括约肌（upper esophageal sphincter，UES）松弛、食管原发性蠕动和食管下括约肌（lower esophageal sphincter，LES）松弛四个阶段，其中任何一个阶段发生障碍，均可引起吞咽困难。

（一）口咽性吞咽困难

口咽性吞咽困难是指食团不能或难以从咽部进入食管。主要影响的是吞咽的前两个阶段。当口咽部有炎症或创伤时，患者可因疼痛不敢吞咽。脑血管意外时，由于损伤了吞咽中枢或控制咽下部及食管上段横纹肌的运动神经节而引起吞咽困难。重症肌无力患者由于咽部肌肉、UES 和食管横纹肌运动终板病变，反复吞咽引起横纹肌疲劳，进而导致吞咽困难。皮肌炎、多发性肌炎可累及咽肌和食管横纹肌，导致咽肌收缩减弱或无力，进而引起吞咽困难。

（二）食管源性吞咽困难

食管源性吞咽困难是指食团在食管内通过困难，不能顺利到达胃内。主要影响的是吞咽的后两个阶段。食管的梗阻性病变是其主要原因。当食管腔内机械性梗阻或闭塞，如食管癌、贲门癌、食管良性狭窄等，或食管壁外来性压迫，如纵隔肿瘤、主动脉瘤等，以及食管蠕动减弱、消失或异常,如弥漫性食管痉挛、皮肌炎、硬皮病等,均可引起吞咽困难。食管下括约肌引起吞咽困难的主要机制是食管下括约肌松弛障碍,多见于贲门失弛缓症。

三、诊断

对吞咽困难的患者应仔细询问病史、查体并结合相关检查,首先确定病变部位,是口咽性吞咽困难还是食管源性吞咽困难;时后者应进一步确定其是梗阻性还是动力性,并确定病变性质是良性还是恶性。

(一)病史

1.年龄 出生后或哺乳期即有频繁反食者,要考虑先天性食管疾病,如先天性食管狭窄、先天性食管闭锁、先天性食管过短等;儿童突然出现吞咽困难,多考虑食管异物可能;青壮年出现吞咽困难,要考虑动力障碍性疾病,如贲门失弛缓症;老年人出现吞咽困难,应考虑有无食管癌等恶性疾病。

2.前驱病史 患者有反流、反食、胸骨后疼痛等病史应考虑反流性食管炎;既往有食管、胃手术史,应考虑食管胃吻合口狭窄;吞咽困难同情绪有关,应考虑弥漫性食管痉挛或贲门失弛缓症。

3.与饮食的关系 进行性吞咽困难应考虑食管恶性肿瘤,进干食和流质均有梗阻感则应考虑动力障碍性疾病。

4.吞咽疼痛 口咽部的炎症、溃疡或外伤,进食时吞咽疼痛;食管源性吞咽困难伴有轻重不一的疼痛,部位亦不确切,涉及胸骨后、剑突下、肩胛区、背部、肩部、颈部等处。如果进食酸性饮食或酒精,即刻引起疼痛,多见于食管炎症和溃疡;如进食过冷或过热饮食诱发疼痛,多为弥漫性食管痉挛。

5.食物反流 进流质饮食立即反流至鼻腔及呛咳者,应考虑咽部神经肌肉病变;餐后较久才有反流,多为食管梗阻的近段有扩张或食管憩室内有潴留引起;贲门失弛缓反流物量常较多,常在夜间平卧位时出现,并引起呛咳。

6.声音嘶哑 吞咽困难伴有声音嘶哑,应考虑食管癌引起的纵隔浸润侵及喉返神经,或主动脉瘤、纵隔肿瘤或纵隔淋巴结结核压迫喉返神经。

7.呛咳 吞咽困难伴发呛咳,应考虑是否患有食管癌、贲门癌、贲门失弛缓症或食管憩室等疾病;呛咳较重者须考虑咽部神经肌肉病变或食管癌并发食管气管瘘。

(二)体格检查

体格检查时应注意患者的营养状况,有无消瘦、贫血,有无浅表淋巴结肿大、甲状腺肿大、颈部包块,有无口咽炎、溃疡或外伤,有无舌和软腭麻痹等,必要时做神经系统检查以确定与吞咽有关的脑神经(第Ⅸ、Ⅹ、Ⅻ对脑神经)功能有无障碍。

(三)辅助检查

1.X线检查 胸部X线片可以了解有无肺部炎症、纵隔增大、主动脉瘤、左心房增大或心包积液。食管钡餐造影有助于鉴别机械性梗阻和动力性梗阻,腔内梗阻或食管外压迫。

2.内镜检查 内镜检查可直接观察到病变部位、范围、形态,结合病理组织学检查可确定病变的良恶性,确定病变是黏膜内还是黏膜下,对食管癌、食管良性肿瘤、食管良性狭窄、食管异物、食管裂孔疝、食管结核、食管真菌感染等疾病具有鉴别诊断意义。

3.超声内镜检查 可确定病变来自黏膜下还是食管外,并可确定恶性病变的浸润深度。

4.食管测压检查 食管测压检查对判断食管的运动功能十分重要,对一些运动功能异常的疾病具有诊断价值。

5.CT 或 MRI 检查 有助于发现有无纵隔占位性病变,以及食管癌或贲门癌的浸润情况和淋巴结转移情况;头颈部 CT 或 MRI 还可发现颅内病变。

四、治疗

引起吞咽困难最常见的原因是各种食管疾病,其次是口咽部疾病、与吞咽有关的神经肌肉病变及某些全身性疾病,由于病因不同,因此治疗的措施也不尽相同,但总的原则是减轻或缓解症状,治疗原发病,预防并发症,提高生活质量。

（一）生活方式指导

有机械性梗阻的患者应进少渣食物或流质食物;有动力障碍性梗阻的患者应进食温热食物,避免不良刺激;有反流的患者应避免睡前进食,睡觉时抬高床头;口咽部吞咽困难,由于易引起气道吸入或鼻咽反流,患者宜进较稠食物,严重者需经胃管鼻饲。

（二）药物治疗

1.动力药物 对反流性食管炎、系统性硬化病可应用多潘立酮、莫沙必利、伊托必利等促胃肠动力药物促进食管蠕动;对贲门失地缓症、弥漫性食管痉挛等可选用硝酸异山梨酯(消心痛)10mg,每日 3 次,或硝苯地平(心痛定)10mg,每日 3 次,有助于改善症状;对重症肌无力可予以新斯的明 0.5mg,肌内注射,能迅速缓解症状。

2.抑酸剂 对反流性食管炎及 Barrett 食管患者应用质子泵抑制剂(proton pump inhibitor,PPI)或 H_2 受体拮抗剂,可降低反流物的酸度,有助于黏膜修复、症状缓解。

3.其他 肿瘤患者应用化疗药物,可使部分患者肿瘤缩小,皮肌炎等风湿免疫性疾病应用糖皮质激素治疗可明显减轻吞咽困难等症状,严重贫血导致的吞咽困难应积极纠正贫血,贫血改善后,吞咽困难症状即可消除。

（三）内镜治疗

1.食管扩张治疗 分为探条扩张、水囊扩张和气囊扩张等方法。前两者适用于机械性梗阻(如各种炎性狭窄等),后者适用于动力障碍性狭窄(如贲门失弛缓症等)。

2.肉毒杆菌毒素注射 内镜直视下 LES 注射肉毒杆菌毒素治疗贲门失弛缓,有较好的近期疗效。

3.食管支架 对失去手术机会的食管贲门恶性病变,置入食管支架可缓解梗阻症状,改善生活质量。对食管炎性狭窄、术后吻合口狭窄反复扩张效果不佳、合并食管-胸腔或气管、支气管瘘的患者以及反复扩张效果不好的贲门失弛缓症患者,置入食管支架,有助于病变的修复及巩固内镜扩张治疗的效果。

4.内镜下食管息肉、黏膜下良性包块切除术 在内镜下采用氩气刀、高频电刀及激光等器械切除包块,一般适用于<3cm 的包块,但如果包块未侵及外膜层,内镜下切除的指征不严格限于包块的大小。

（四）营养支持

鼻胃管适于短期(几周内)应用,根据患者的耐受程度,营养液可通过注射器注入,也可用泵持续滴注。经皮内镜下胃造瘘术能减少胃食管反流机会及鼻咽不适,可在家中管饲,操作简单、创伤小,临床应用甚广。

（五）手术治疗

主要用于食管癌或侵及外膜的间质瘤切除，对内镜扩张效果不佳或支架治疗效果不佳的贲门失弛缓症及炎性狭窄的患者以及严重的食管酸碱烧伤患者，也可考虑手术解除梗阻。

第二节　腹　胀

腹胀是临床上常见的消化系统症状。即腹部胀大或胀满不适。可以是一种主观上的感觉，感到腹部的一部分或全腹部胀满，通常伴有相关的症状，如呕吐、腹泻、嗳气等；也可以是一种客观上的检查所见，发现腹部一部分或全腹部膨隆。腹胀是一种常见的消化系统症状，引起腹胀的原因主要见于胃肠道胀气、各种原因所致的腹水、腹腔肿瘤等。

一、病因和发病机制

腹胀是由于胃肠道内存在过量的气体，以腹部胀大、皮色苍黄、甚至脉络暴露、腹皮绷紧如鼓为特征，其主要病因及发病机制如下。

（一）食物发酵

正常情况下，回肠下端和升结肠有大量细菌存在。如果食糜在这段肠子里，因某种原因停留时间过长，在细菌的作用下，可以引起食糜发酵，产生大址的气体，引起腹胀。

（二）吸入空气

吃东西时因讲话或饮食习惯不良吸入大量空气，而引起肠胀气。

（三）胃肠道中气体吸收障碍

正常情况下，腹腔内大部分气体，经肠壁血管吸收后，由肺部呼吸排出体外。有些疾病，肠壁血液循环发生障碍，影响肠腔内气体吸收，从而引起腹胀。

（四）胃肠道内气体排出障碍

因某些原因，肠蠕动功能减弱或消失，所以肠腔内的气体排不出体外，因而引起腹胀。

如果体内积聚的气体无法排出体外，会对消化系统造成压力，使人产生胀气甚至疼痛的不适感。频繁地排气（俗称放屁）、打嗝、觉得腹胀或疼痛，是许多生活步调快、压力大的人几乎每天发生的问题。散布在人体消化道内的气体主要来源有二：一是外在的空气进入体内，当你滔滔不绝地说话、嚼口香糖、用吸管喝饮料，或囫囵吞枣地咽下食物时，不少空气也随着下肚；二是大肠内细菌分解食物过程中产生。

我们吃下的食物进入消化系统后，由各种消化酶加以分解，最后大约 90% 消化完成后，在小肠中被吸收。其他不被小肠吸收的食物进入大肠后，就被大肠内的细菌分解利用。细菌分解食物，便会产生各种气体。人体内因为缺乏消化某些碳水化合物（例如寡糖类及多糖类）的酶，所以，摄食这一类食物后，在小肠中不被消化，到大肠后便为肠菌所分解利用，然后产生大量气体。

二、诊断

（一）临床表现

胃肠道积气的临床表现为腹胀、嗳气、肠鸣音亢进和多矢气，有时还可有腹痛、呕吐或腹泻。但如果是肠道动力减退引起的，则无肠鸣亢进、腹痛和多矢气现象。

由于积气部位的不同,腹胀的表现也有一定特点。上腹部多由于胃胀气所致,中腹部胀常为小肠胀气,下腹部胀应是结肠胀气,全腹胀可见于小肠或结肠胀气,以及腹腔积气。

（二）体征

有的可有腹部胀气、叩诊鼓音或者腹胀局部的积气征,而有的并无阳性体征;器质性病变引起的可能见发热、贫血、黄疸、腹水等相应的体征。动态观察腹胀的演进过程与饮食、排便及其他症状体征的关系对诊断有帮助。

（三）实验室检查及其他辅助检查

1.粪便检查　粪便检查有助于肠道炎症性疾病和吸收不良综合征的诊断。粪便细菌培养可了解肠道菌群状态。

2.肝功能检查　肝功能检查对肝病引起的胃肠胀气有意义。应作肝功能、乙型肝炎表面抗原、血清甲胎蛋白等检测。

3.胰功能检查　胰功能检查可作 BT-PABA 试验,或用胰泌素与促胰酶素作胰腺外分泌功能试验,对有胃肠胀气的胰腺疾病有意义。

4.小肠吸收功能试验　用右旋木糖吸收试验,可区别小肠吸收不良和胰源性腹泻。

5.呼气检测　了解小肠细菌是否过度生长。

6.胃液分析　可确定是否高酸或低酸、缺酸。

（四）其他辅助检查

1.腹部平片　腹部平片能区别胃、小肠、结肠不同器官的胀气和气腹、腹水,也可对急性胃扩张、幽门梗阻、肠梗阻、肠麻痹等引起的腹胀做出诊断。

2.X 线钡剂造影　对胃肠道病变有诊断意义,但肠梗阻时禁忌口服钡剂造影。结肠梗阻可作钡剂灌肠造影。

3.CT 检查　对腹水、腹腔肿物,以及肝、胆、胰疾病的确定有诊断意义。

4.B 超检查　对肝、胆、胰疾病的确定和腹水、腹腔肿物的诊断很有价值。

三、诊断要点提示

（一）全腹或腹部部分胀满

腹部外形胀大而检查无明显压痛、腹水和肿块,或腹部外形无胀大。常伴有嗳气、矢气,或呕吐、腹痛,大便失调等。

（二）注意起病的缓急

进展的快慢和腹胀开始出现的部位,有无恶心、呕吐、腹痛、腹泻、便秘等,以及相关疾病病史和年龄、饮食等因素,从年龄、发病,以及伴随症状进行综合分析。

四、鉴别诊断

（一）腹水

腹部有移动性浊音。B 超、CT 检查都可以确定。X 线肠钡透和腹部平片也能诊断。

（二）胃肠道梗阻

患者多有相应部位腹痛、膨胀或胃肠型、振水声及高调肠鸣等,严重者呕吐大量宿食,根据病史诊断,结合腹部平片、胃镜检查等。

（三）肝硬化

早期患者由于消化功能障碍、小肠细菌增生，可出现顽固性腹胀，伴以纳呆、厌油、腹泻、消瘦、乏力等症状，对脂餐饮食耐受性差。如有腹水则更为明显，可通过临床表现及肝功能检查等确诊。

（四）消化不良

各种原因消化不良和吸收不良，由于提供肠道细菌过多的产气基质，均可表现腹胀。腹胀也可见于无器质性病变的消化不良或肠道易激综合征。患者多有腹痛和其他消化不良症状，在排除器质性疾病后才能诊断。

五、治疗

（一）病因治疗

查明病因，针对其病因进行治疗，可使症状缓解或消失。针对动力减退性腹胀，可以口服新斯的明、甲氧氯普胺、吗丁啉、西沙必利和消胀片等药物；对于动力增强性腹胀，口服地巴唑或一些镇静剂，如氯氮、安定等；对于消化不良性腹胀，可选用维生素 B 族及乳酶生；肝胆病患者，宜用多酶片、胰酶片和胆酸钠等；调整饮食成分，少食豆类、花生、薯类和乳制品。

（二）减少胃肠道积气

避免吞气，减少咀嚼口香糖、吸烟，宜缓慢进食。吞气症患者可采取口咬一根筷子或铅笔的简便方法，以防止不自主吞气，也可餐前服吸附剂如活性炭等。伴有小肠细菌过度生长者，可口服抗生素。此外，肛门排气、腹部热敷也可以。还可以用大黄苏打、硫酸镁、甘露醇等口服，对便秘伴腹胀者有良好效果。

（三）外科治疗

适用于内科治疗无效的幽门梗阻、肠梗阻和急性胃扩张等。

第三节　急性腹痛

急性腹痛（acute abdominal pain）是指发生于 1 周内、由于各种原因引起腹腔内外脏器病变而导致的腹部疼痛，属于临床上的常见症状。

一、发病机制

腹痛按传入神经特点及临床表现可分为 3 种。

（一）内脏性腹痛

脏腹膜所包裹的内脏受到刺激后发生的疼痛，称为内脏性疼痛。空腔器官的膨胀或张力增加经交感神经通过内脏神经输入脊髓到达中枢神经系统。其特点为：①症状出现较缓慢，范围弥散，定位不明确，多呈钝痛或隐痛。②常伴有主神经功能紊乱的症状，如恶心、呕吐、出汗、缓脉等。③可以通过内脏运动反射，引起相应脊髓节段传出纤维冲动，形成相应部位皮肤感觉过敏以及腹肌紧张。临床上多见于胃肠道、输尿管、胆管、胰管痉挛或梗阻、早期阑尾炎、消化性溃疡和胆囊炎症等引起的疼痛。

胚胎发育来源于前肠的器官（胃、十二指肠及肝、胆、胰）的内脏性疼痛表现在上腹部，来源于中肠的器官（空肠、回肠及升结肠、横结肠）的疼痛在脐周，后肠的器官（脾曲以下结肠及直肠)的疼痛在下腹部。

（二）躯体性腹痛

分布于壁腹膜以及膈肌等的脊髓感觉神经末梢引起的疼痛，为躯体性腹痛，其特点为定位准确、发生急骤、消失也快，腹膜受机械性牵拉（体位变化、咳嗽）、化学性及炎性刺激，疼痛常加重。临床上多见于胃穿孔、阑尾炎伴局部或弥散性腹膜炎、腹腔内出血、化脓性胆囊炎等，压痛部位明确，腹肌反射性痉挛，甚至强直。

（三）牵涉痛

传入内脏神经在脊髓后根处，同时又经脊髓同位感觉神经纤维以同样冲动作用所致的疼痛，称为牵涉痛。

牵涉痛一般在强烈内脏神经刺激的情况下才会发生，除具备内脏痛的特征外，还有如皮肤感受器接受刺激后涉及深部组织疼痛的感觉，痛觉较尖锐，定位较明确。牵涉痛分为近位牵涉痛和远位牵涉痛。近位牵涉痛如阑尾炎引起上腹部疼痛，急性胃炎引起上腹部皮肤感觉和痛觉过敏等。远位牵涉痛如急性胆囊炎刺激膈神经引起同侧肩胛部位疼痛，输尿管的痉挛引起阴囊部位的疼痛等。

二、病因

尽管大部分患者的腹痛并非由严重甚至威胁生命的疾病引起，但约有 7% 的腹痛患者存在生命体征不稳定或存在威胁生命的疾病。且急性腹痛发病原因相当复杂，因而对于腹痛患者必须认真了解病史，进行全面的体格检查和必要的辅助检查（包括实验室检查与器械检查），在此基础上联系病理生理改变进行综合分析，才能判断是否存在威胁生命的外科急腹症，做出正确的诊断和治疗。引起腹痛的病因一般分为以下几类（表 1-2）。

表 1-2　急性腹痛常见病因

机制	疾病
腹腔器官急性炎症	急性胃炎、急性胰腺炎、急性出血坏死性肠炎、急性胆囊炎、急性肠炎、急性阑尾炎等
空腔脏器阻塞或扩张	肠梗阻、胆管结石、胆管蛔虫病、肠套叠、泌尿系统结石梗阻等
脏器扭转或破裂	肠扭转、肠绞窄、肠系膜或大网膜扭转、肝破裂、卵巢扭转、脾破裂、异位妊娠破裂等
腹膜炎症	大多数由胃肠穿孔引起，少部分为自发性腹膜炎
腹腔内血管阻塞	缺血性肠病、夹层腹主动脉瘤和门静脉血栓形成
腹壁疾病	腹壁挫伤、脓肿以及腹壁皮肤带状疱疹
胸腔疾病所致的腹部牵涉性疼痛	肺炎、心绞痛、心肌梗死、急性心包炎、胸膜炎、食管裂孔疝、肺梗死、胸椎结核
全身性疾病所致的腹痛	腹型过敏性紫癜、铅中毒、糖尿病酮症酸中毒、尿毒症、血卟啉病等

（一）平滑肌剧烈收缩或过度伸展

见于腹腔内空腔器官，如胃、小肠、结肠、胆囊、输尿管等。疼痛的性质为绞痛，阵发性发作，疼痛剧烈，多伴有自主神经功能紊乱。典型的腹部绞痛有肠绞痛、胆绞痛及肾绞痛。

（二）炎症

当内脏发生炎症时内脏感觉过敏，同时降低了神经末梢的痛阈，对原来的正常刺激可出现疼痛感。炎症使组织产生了一些物质，如缓激肽、组胺等，这些物质刺激神经末梢，对痛感的产生也起了一定的作用。

（三）缺血

当组织缺血时，其代谢产物在局部增加，如组胺、激肽、K^+、H^+、P 物质，均有致痛作用。

（四）实质性脏器被膜的急剧扩张

如肝的急性充血、肾脏肿大。肠系膜、壁腹膜由于各种原因发生快速扩张，可产生疼痛，如逐渐扩张则没有痛感。

（五）直接侵犯痛觉神经纤维

如腹膜转移癌、胰腺癌等。许多腹痛患者经全面检查、分析后仍不能找到明确的病因，这类病因不明的腹痛是急诊科医师最常遇到的问题。研究显示，超过 40% 的急诊腹痛患者不能查出明确病因，国外称其为非特异性或不明原因腹痛。不明原因腹痛的诊断必须在排除其他严重或致命性疾病后做出，多数不明原因腹痛患者经随访证实为良性病程。

三、临床表现

（一）疼痛的部位

腹痛的部位常为病变的所在。胃痛位于中上腹部。肝胆疾病疼痛位于右上腹。急性阑尾炎疼痛常位于 Mcburney 点。小肠绞痛位于脐周。结肠绞痛常位于下腹部。膀胱痛位于耻骨上部。急性下腹部疼痛也见于急性盆腔炎症。

（二）疼痛的性质与程度

消化性溃疡穿孔常突然发生，呈剧烈的刀割样、烧灼样持续性中上腹痛。胆绞痛、肾绞痛、肠绞痛也相当剧烈，患者常呻吟不已，辗转不安。持续性广泛性剧烈腹痛见于急性弥漫性腹膜炎。剑突下突发阵发性钻顶样痛是胆管蛔虫的特征。脊髓痨（神经梅毒）胃肠危象表现为电击样剧烈绞痛。

（三）疼痛诱发加剧或缓解的因素

急性腹膜炎腹痛在静卧时减轻，腹壁加压或改变体位时加重；胆绞痛可因脂肪餐而诱发；暴食是急性胃扩张的诱因；铅中毒引起的腹痛常喜按；暴力作用常是肝脾破裂的原因；急性出血性坏死性肠炎多与饮食不洁有关。

（四）伴随症状

急性腹痛相继出现虚脱与休克，多发生在以下情况：消化道急性穿孔；腹腔内脏器严重感染致中毒性休克；急性腹内脏器或肿瘤绞窄；内出血；急性心肌梗死；夹层动脉瘤。

1. 伴有呕吐　其主要见于腹腔脏器炎症，如急性胆囊炎、急性胰腺炎、急性阑尾炎、胃肠道梗阻、胆管或泌尿系结石。

2. 伴有腹泻　其主要见于急性胃肠炎、急性肠炎、痢疾、溃疡性结肠炎、肠结核、Crohn 病、食物中毒等。

3. 伴有血便　其主要见于痢疾、肠套叠、急性出血坏死性肠炎、过敏性紫癜、绞窄性肠梗阻、肠系膜动脉血栓。

4. 伴有血尿　其主要见于泌尿系结石。

5. 伴有黄疸　其主要见于肝胆疾病、胰腺炎、胰腺癌。

6. 伴有呕血　其主要见于急性出血性胃炎、消化性溃疡、肝硬化食管胃底静脉曲张破裂出血、上消化道恶性肿瘤、胆管出血。

7. 伴有腹部包块　其主要见于炎症性包块、肿瘤、肠套叠、肠扭转、卵巢囊肿蒂扭转、蛔虫性肠梗阻。

如果将腹痛部位与伴随症状结合分析,那么许多腹痛病因的诊断将迎刃而解。

四、诊断要点

(一)病史

询问腹痛的部位、发病缓急、疼痛性质、有无牵涉性疼痛、腹痛的严重程度、与呼吸运动以及体位的关系、影响腹痛的因素,是否伴有恶心、呕吐、腹胀、腹泻、便秘、发热、便血、呕吐等;有无胸闷、气短、心悸、吃不洁食物、暴饮暴食史;有无溃疡病、胆囊炎、腹部手术史,以往有无类似发作。育龄妇女应询问月经史,有无闭经及阴道出血。

(二)全身情况

观察患者的生命体征十分重要,可初步判断患者病情的轻、重、缓、急,是否需紧急处置。体格检查应仔细而全面,注意腹部是否膨隆,皮下有无出血,有无胃肠型,有无压痛、反跳痛,腹肌是否紧张,有无肿物,有无移动性浊音,肝浊音界是否存在,肠鸣音有无异常,有无血管杂音、摩擦音,必要时进行直肠指检。

(三)实验室及其他检查

通过 3 个层次的辅助检查,多数急性腹痛能得到及时有效的诊治。

一线检查:血常规、生化、胸腹腔的联合透视,有目的的超声检查。

二线检查:选择性 X 线胃肠造影、内镜以及腹腔穿刺等。

三线检查:ERCP/MRCP、CT、腹腔镜、选择性动脉造影等。

但要注意的是,不同检查对不同疾病的敏感性和特异性各不相同,需要充分了解后,合理选择使用,以免陷入诊断误区。

1. 血常规 40%的急性胆囊炎患者白细胞不升高,因此白细胞升高对胆囊炎不敏感,特异性更差。其对盆腔感染的敏感性也不高,仅为 57%左右。白细胞的升高以及中性粒细胞比例的增加常常提示感染性疾病,但应注意从感染开始到白细胞升高往往需要一定的时间,通常是 6h 以上。还有一种情况也较常引起白细胞的一过性升高,在发生急性腹部绞痛,疼痛程度非常剧烈时,可因为应激状态,引起皮质激素水平短期内迅速升高,使边缘池的白细胞释放入血而引起白细胞一过性升高,随着应激状态的改善,白细胞可逐步降至正常。

2. 腹部平片 X 线检查对于腹痛有重要的诊断价值。胸片可以明确或排除肺和胸膜病变。腹部平片检查在腹痛的诊断中应用最多,如观察膈下游离气体,有无肠梗阻,并可了解肾、输尿管以及胰腺内有无钙化点或结石阴影、骨柱侧弯等。其对肠梗阻的诊断敏感性为 50%,特异性为 58%～80%;对急性阑尾炎诊断无价值;因胆管结石含钙量低,X 线穿透率超过 75%,因此腹部平片检查已被超声取代;平片检查对肠系膜动脉栓塞的诊断准确度仅为 28%。

3. 腹部超声 腹部超声对急性阑尾炎诊断敏感性为 93%,特异性为 91%,尤其适用于儿童与孕妇。其诊断腹主动脉瘤的敏感性接近 100%,特别是对病情不稳定的患者,床旁超声有助于确定或排除诊断。超声检查也是胆管疾病的首选,其诊断敏感性与特异性分别为 91%与 98%。

4. CT CT 对急性阑尾炎早期诊断很有价值,敏感性和特异性超过 90%。CT 检查胆总管病下段病变优于超声检查;对小肠梗阻诊断敏感性超过 95%,特异性为 83%～96%,可鉴别小肠梗阻与结肠梗阻;对腹主动脉瘤的诊断敏感性接近 100%,能清楚显示有渗漏的动脉瘤。

5. MRI/MRCP 基本与 CT 检查一致,但对于胆管疾病的敏感性和特异性明显高于超声和 CT。

6. 诊断性腹腔穿刺 特别对于内脏破裂、癌结节破裂、急性重症胰腺炎以及腹膜炎有重要意义。穿刺液应做常规、生化检查,必要时需做细菌培养。

7. 心电图检查 对年龄较大的急性腹痛患者应做心电图检查,这不仅是为了排除心肌梗死,了解心脏、冠状动脉供血情况,也为采取一些应急措施做准备。

五、鉴别诊断

发生急性腹痛需要外科手术者,称为外科急腹症,是急性腹痛中最复杂、最危重的病症,需很快做出判断,并安排手术治疗。但有些疾病,如大叶性肺炎、急性心肌梗死,如误诊为胆囊炎、阑尾炎而进行手术,则会给患者带来严重后果。一般说来在有下述情况时,应考虑为外科急腹症:腹痛急速发生,多无前驱症状;先有腹痛,然后有发热,腹胀;压痛明确而固定,有反跳痛,有明显肌紧张;触到腹部肿块;肝浊音界消失;以往无腹水而突然出现移动性浊音;肠鸣音减弱或消失;腹痛持续 6 小时以上不缓解;伴有休克。

突发的急剧腹痛,多见于胃、肠急性穿孔,肝、脾、异位妊娠破裂,肠扭转伴血液循环障碍、急性肠系膜上动脉梗死、胆管蛔虫病、急性心肌梗死。而炎症性疾病引起的腹痛往往是急性起病,逐步加重的,无突发腹痛的特点,如急性阑尾炎、胰腺炎、胆囊炎等。典型的腹主动脉瘤破裂呈急性背痛、侧腹痛或腹痛、低血压三联症,部分患者可触及腹部包块。但同时有这三联症的患者不到 25%,故误诊率为 30%～60%。异位妊娠多有停经史,尿人绒毛膜促性腺激素(β-human chorionic gonadotropin hormone,β-HCG)呈阳性,如 β-HCG 呈阴性,则基本可排除异位妊娠;双合诊检查发现宫颈举痛,阴道后穹隆穿刺抽出不凝固血液对确定诊断极有价值。超声检查也有助于诊断。急性心肌梗死可出现上腹痛,老年患者以及存在心脏病危险因素者发生上腹痛时,应将心电图作为常规检查。

腹痛的性质:阵发性绞痛见于空腔脏器的梗阻,如胆绞痛、肾绞痛、肠绞痛等。持续性腹痛多见于腹腔内脏器的炎症,如急性胆囊炎、阑尾炎、胰腺炎、腹膜炎。持续腹痛伴阵发性加剧,见于急性胰腺炎、急性胆囊炎、胆石症、绞窄性肠梗阻。

腹痛与体位的关系:痛时辗转不安、喜按,如胆管蛔虫病。痛时体位固定、不敢活动、拒按,如急性腹膜炎。

固定性压痛对确定病变部位更具有重要意义。腹痛部位的变动有时也可提供有用的诊断线索。如急性阑尾炎初期疼痛表现在上腹部或脐周,以后则转移到右下腹部。如输尿管结石,随着结石的下移,腹痛的部位也有改变(表 1-3)。

表 1-3 常见患病脏器牵涉痛部位

患病脏器	牵涉痛部位	患病脏器	牵涉痛部位
胃、胰	左上腹、肩胛间	阑尾炎	上腹部或脐周
肝、胆	右肩部	子宫与直肠疾病	腰骶部
消化性溃疡穿孔	肩顶部	急性心肌梗死	左臂、颈或下颌部
输尿管结石	大腿内侧、会阴部		

六、内科处理

对于急腹症患者,应常规进行血氧浓度监测,根据需要供氧、心电监护并留置静脉通道。必要时给予胃肠减压,缓解腹胀,也可保留尿管,监测尿量。

传统观点认为,急腹症患者在未明确诊断前不应予以止痛剂治疗,以免掩盖病情、改变体征,最终延误诊断和治疗,但该观点并无理论依据。随着影像学的快速发展,为急腹症诊断提供了极有价值的客观证据,越来越多的研究显示,使用吗啡 5mg 或 0.1mg/kg 能缓解患者的疼痛,而不会延误临床诊断或影响手术决定。静脉注射小剂量的止痛剂可以消除腹痛,但腹部压痛仍然存在,止痛剂能减少患者的烦躁,放松腹肌,这样可能有助于发现阳性体征。给予某些患者麻醉止痛剂以帮助诊断是安全和人道的,并且能提高诊断的准确度。目前没有证据证明使用止痛剂会掩盖腹部体征或引起病死率、致残率升高。

多次反复的评估和多科会诊有助于腹痛的及时诊断并了解疾病的进程。

七、外科处理

需外科处理的急性腹痛称为急腹症。急腹症是指腹部、盆腔和腹膜后组织或脏器因急性炎症、穿孔、梗阻、绞窄或血管栓塞等引起以急性腹痛为主要症状的腹部疾病。急腹症往往发病急骤,进展迅速,病情较重,情况复杂,如不迅速做出诊断并及时进行治疗,患者的病情可能因被延误而加重,使治疗的难度增加,并可能影响患者的预后,甚至危及生命。通常诊断明确者,大多需行急诊手术。暂时难以明确诊断者,应采用积极的非手术治疗,密切观察,并进行各种必要的检查,以明确诊断。

外科急腹症的手术适应证为:①腹腔内活动性出血。②原发病变严重的炎症性或穿孔性急腹症。③梗阻性急腹症出现绞窄症状,疑有肠坏死。④病因一时难以明确,但症状、体征典型,无局限趋势。⑤经积极非手术治疗后腹痛不缓解,体征不减轻,病情反而加重。在紧急情况下,掌握剖腹探查适应证,比确定原发性疾病性质还重要。在某些外科急腹症时,开腹探查是最有效的诊断和治疗方法。

第四节　慢性腹泻

腹泻是一种常见症状,是指排便次数增多(>3 次/d),粪质稀薄,水分增加(含水量>85%),每日排便量超过 200g,可伴有黏液、脓血,或含未消化食物,常伴有排便急迫感及腹部不适,或肛门不适、失禁等症状。慢性腹泻(chronic diarrhea)指病程至少在 4 周以上,常超过6~8 周,或间歇期在 2~4 周的复发性腹泻。

一、病因病理

慢性腹泻的病期在 6~8 周以上,常表现为脂肪泻、水泻或炎症性腹泻,病因比急性腹泻更复杂。

1.病因及发病机制

(1)肠道感染性疾病:慢性阿米巴痢疾、慢性细菌性痢疾、肠结核、梨形鞭毛虫病、肠道念珠菌病等常引起慢性腹泻。这是因病原体引起肠黏膜炎症,渗出大量的黏液和脓血,导致腹泻。

(2)肠道非感染性炎症:如炎症性肠病(克罗恩病和溃疡性结肠炎)、放射性肠炎、缺血性结肠炎、尿毒症性结肠炎。这些疾病可引起肠黏膜充血、水肿、出血,甚至发生溃疡、坏死,而致腹泻发生。

(3)肿瘤:如大肠癌、结肠腺瘤病(息肉)、小肠恶性淋巴瘤、胃泌素瘤、类癌、血管活性肠肽瘤等。可分泌血管活性肠肽,刺激肠黏膜分泌大房的黏液,或癌肿本身的溃疡、糜烂、出血,均可引起腹泻。

(4)小肠吸收不良。①原发性小肠吸收不良:如热带性口炎性腹泻,成人乳糜泄。②继发性小肠吸收不良:消化不良(胰消化酶缺乏,如慢性胰腺炎,胰腺癌,胰瘘等);双糖酶缺乏,如乳糖不耐受症等;胆汁排出受阻和结合胆盐不足,如肝外胆管梗阻、肝内胆汁淤积等;小肠吸收面积减少,即小肠切除过多(短肠综合征)等;小肠浸润性疾病(Wipple病、系统性硬化症等)。这些疾病主要可致小肠黏膜的萎缩,吸收面积的减少,或某些酶、胆汁的缺乏,主要引起对脂肪的吸收障碍,而多发生脂肪泻。

(5)动力性腹泻:肠蠕动紊乱(多数为加速)引起,如肠易激综合征、胃大部分切除术后、迷走神经切断后、部分性肠梗阻、甲状腺功能亢进、肾上腺皮质功能减退症等。可引起肠蠕动增快,致使应在肠道吸收的物质不能被吸收,而发生腹泻。

(6)药源性腹泻:泻药,如酚酞、番泻叶等;抗生素,如林可霉素、克林霉素等;降压药,如利血平、胍乙啶等;肝性脑病用药,如乳果糖、山梨醇等。这些药物,可使肠腔内渗透增加,影响水的吸收,肠内容积增大,使肠管扩张,肠蠕动加速,而发生腹泻。

2.病理和病理生理

正常人每24小时有大量液体和电解质进入小肠,约9L以上,主要由小肠吸收,而随粪便排出体外的水分不到200ml,这是水在肠道分泌和吸收过程动态平衡的结果,如平衡失调,每日肠道内只要增加数百毫升水分足以引起腹泻。从病理生理角度,可将腹泻分为肠腔内存在大量不能吸收、有渗透活性的溶质;肠腔内电解质的过度分泌;炎症所致病理渗出物大量渗出;肠道运动功能失调而致肠蠕动亢进。据此可将腹泻分为渗透性、分泌性、渗出性和胃肠道运动异常等四种类型。

二、临床表现

慢性腹泻主要是指病程6～8周,以大便次数增多,粪质溏稀,甚至泻如水样,或夹有黏液,可有腹痛腹胀,且便后减轻,部分患者或有发热消瘦,主要的体征可有腹部压痛,或肠鸣音活跃。

三、实验室与其他检查

(一)粪便检查

粪便常规检查可发现出血、吞噬细胞、白细胞、原虫、虫卵、脂肪滴、未消化食物等。粪便培养可发现致病微生物,如弯曲杆菌属、沙门菌属、志贺菌属、艰难梭菌属等,通常水样便培养不易获得阳性结果。必要时行粪便电解质浓度和24小时排量测定,粪便渗透压和血浆-粪便溶质差测定,及粪便滤液 pH 值测定。

（二）血液检查

血常规和生化检查了解有无贫血、白细胞增多以及电解质和酸碱平衡情况。

（三）小肠吸收功能试验

1.粪脂测定　粪脂量超过正常时反映小肠吸收不良，可因小肠黏膜病变，小肠内细菌过度生长或胰腺外分泌不足等原因引起。

2.D-木糖吸收试验　阳性者反映空肠疾病或小肠细菌过度生长引起的吸收不良。在仅有胰腺外分泌不足或仅累及回肠的疾病，木糖试验正常。

3.维生素 B_{12} 吸收试验　在回肠功能不良或切除过多，小肠细菌过度生长及恶性贫血时，维生素 B_{12} 尿排泄量低于正常。

4.胰功能试验　功能异常时表明小肠吸收不良由胰腺疾病引起。

5.呼气试验　氢呼气试验，诊断乳糖或其他双糖吸收不良，小肠内细菌过度生长或小肠传递过速有价值；^{14}C-甘氨酸呼气试验，在回肠功能不良或切除过多及小肠细菌过度生长时，肺呼出的 ^{14}C 标记的 CO_2 和粪排出的 MC 标记的 CO_2 明显增多。

6.乳糖耐量试验　给 50g 乳糖，测定 2 小时血糖浓度，正常人应提高 1.1mmol/L（20mg/dL），乳糖酶缺乏者低于此值。

（四）血浆激素和介质测定

对分泌性腹泻的诊断有重要或决定性意义。包括血浆活性肠肽（VIP 瘤）、促胃泌素（Zollinger-Ellison 综合征）、5-羟色胺、P 物质、组胺、降钙素（甲状腺髓样癌）、甲状腺激素（甲状腺功能亢进症）、尿 5-羟吲哚乙酸（类癌）等。

（五）X 线检查

根据病情需要，选择腹部平片、X 线钡餐、钡灌肠等检查。可以观察胃肠道黏膜的形态，胃肠道肿瘤，小肠的吸收分泌功能状态，胃肠动力功能，胆石、胰腺或淋巴结钙化。CT 和选择性血管造影检查以发现原发和转移瘤。

（六）内镜检查

结肠镜检查和活检可以发现结肠肿瘤、炎症性肠病、放射性肠炎、缺血性肠炎和肠道特异性炎症等。小肠镜可观察十二指肠和空肠近端病变并做活检。怀疑胆管和胰腺疾病时，经内镜逆行胰胆管造影（ERCP）有重要价值。

（七）B 型超声显像

为无创伤和无放射性检查，怀疑肝胆胰的病变，应优先采用。

（八）小肠黏膜活组织检查

某些寄生虫，如贾第虫属、类圆线虫等感染大便中难以检测到病原菌，弥漫性小肠黏膜病变，如热带口炎性腹泻、乳糜泻、Whipple 病、弥漫性小肠淋巴瘤等，可经口插入小肠活检管吸取小肠黏膜做病理检查以帮助诊断。

四、诊断与鉴别诊断

（一）诊断要点

多数慢性腹泻患者只需根据病史、体征及必要的实验室检查等可明确诊断，但对于常规检查不能确诊者,为进一步明确引起腹泻的病因,当结合患者的特点做出选择。同时在对腹泻患者进行诊断时,当详细了解患者以下几点情况。

1.年龄、性别、籍贯、职业等一般资料　乳糖酶缺乏和先天性氯泻多从儿童期起病;功能性腹泻、溃疡型肠结核和炎症性肠病多见于青壮年;结肠癌多见于男性老年人;甲状腺功能亢进症多见于女性;血吸虫病见于流行区的农民和渔民等。

2.排便情况与腹痛性质　病变在直肠和(或)乙状结肠的患者多有便意频繁和里急后重,每次排粪量少,有时只排出少量气体和黏液,粪色较深,多呈胶冻状,可混有血液,如有腹痛,多为持续性,位于下腹或左下腹,便后可稍减轻。小肠病变的腹泻无里急后重,粪便稀烂成液状,色较淡;慢性胰腺炎和小肠吸收不良者,粪呈油腻状,多泡沫,含食物残渣,有恶臭。肠结核和肠易激综合征常有腹泻与便秘交替现象。肠易激综合征的功能性腹泻多在清晨起床后和早餐后发生,每日 2～3 次,粪便有时含大量黏液。

3.其他症状和体征　慢性腹泻伴发热时,要考虑克罗恩病、溃疡性结肠炎、阿米巴病、淋巴瘤和肠结核等。显著消瘦和(或)营养不良要考虑引起小肠吸收不良的各种疾病、胃肠道癌和甲状腺功能亢进症。有关节炎症状的要考虑溃疡性结肠炎、克罗恩病、Whipple 病。腹块常提示肿瘤或炎性病变,炎性肿块的质地一般比肿瘤软,但压痛较显著。腹部显著压痛常见于结肠炎、结肠憩室炎、克罗恩病和阑尾脓肿等。

4.实验室及其他检查　包括粪便检查、血液检查、小肠吸收功能试验、血浆激素和介质测定、X 线检查、内镜检查、B 型超声显像、小肠黏膜活组织检查等,可帮助诊断。

(二)鉴别诊断

引起慢性腹泻的疾病有很多,在此仅介绍最常见的 3 种。

1.慢性非特异性溃疡性结肠炎　好发于中青年,病变主要侵犯直肠、乙状结肠及降结肠,也可侵犯右半结肠。其粪便呈糊状或稀便,常混有黏液脓血,重者仅排出黏液脓血而无粪质。常伴有腹痛,里急后重等症状。少数病例可有关节痛、杵状指等症状。结肠镜可见:黏膜多发性溃疡,伴充血、水肿,病变多从直肠开始,且呈弥漫性分布;黏膜粗糙呈细颗粒状,血管模糊,质脆易出血;病变反复发作者可见假息肉,结肠袋消失,肠壁增厚等表现。黏膜活组织学检查呈炎性反应,同时可见糜烂、溃疡、隐窝脓肿、腺体异常排列、杯状细胞减少及上皮变化。X 线钡剂灌肠可见:黏膜皱襞粗乱或有细颗粒变化;多发性浅龛影或小的充盈缺损;肠管缩短,结肠袋消失呈管状。

2.克罗恩病　好发于青壮年,病变时侵及全消化道,但多见于回肠末端及其相邻近的盲肠、升结肠。腹泻的特点为每日大便 3～6 次,多为糊状或稀便,少有黏液脓血。右下腹常有压痛,有时右下腹可扪及包块。少数患者可有关节炎等肠外表现。肠镜可见跳跃式分布的纵行或匍行性溃疡,周围黏膜正常或增生呈鹅卵石样,或病变活检有非干酪样坏死性肉芽肿或大量淋巴细胞聚集。X 线表现有胃肠道的炎性病变,如裂隙状溃疡、鹅卵石征、假性息肉、多发性狭窄等。

3.肠结核　多见于青少年和壮年,女性多于男性。本病的好发部位是回肠末端或右半结肠。腹泻是溃疡型肠结核的主要症状,常与便秘交替出现,腹泻特点为粪便呈糊状或水样,每日 3～5 次,重者可达 10 次。常伴有发热盗汗等结核中毒症状。结肠镜检查可看到溃疡或增生性病变,活检若发现结核性病变(干酪性肉芽肿)则可确诊。X 线钡剂检查可见回盲部有激惹、钡剂充盈缺损或狭窄等征象。结核菌素试验阳性,抗结核治疗 6 周后病情改善。

肠结核与克罗恩病鉴别诊断较为困难,尤其是与增生性肠结核的鉴别诊断非常困难,有时需手术探查,必要时可试行抗结核诊断性治疗。

五、治疗

1.病因治疗

(1)抗感染:适用于志贺菌属、沙门菌、弯曲杆菌、大肠杆菌等所致的腹泻的常用药物,有复方新诺明,每次 1~2 片,每日 2~3 次,口服,首剂加倍。喹诺酮类(诺氟沙星、氧氟沙星、环丙沙星),氧氟沙星每次 100mg,每日 2~3 次,口服;艰难梭菌感染可用甲硝唑或万古霉素,甲硝唑每次 0.2~0.4g,每日 3~4 次,口服。肠结核应三联或四联抗结核治疗。阿米巴痢疾可选用甲硝唑;炎症性肠病可选用柳氮磺胺吡啶或 5-氨基水杨酸制剂,如美沙拉嗪、柳氮磺胺吡啶开始每次 0.5~1g,每日 3~4 次,如无反应可逐渐增至每次 1~1.5g,每日 3~4 次。待症状好转后再减为维持量,每次 0.5g,每日 4 次。美沙拉嗪:溃疡性结肠炎,每次 1.0g,每日 4 次,维持治疗剂量为每次 0.5g,每日 3 次;克罗恩病,每次 1.0g,每日 3~4 次,儿童每日 20~30mg/kg。

(2)其他:乳糖不耐受症不宜用乳制品,成人乳糜泻应禁食麦制品(包括大麦、小麦、燕麦和稞麦)。慢性胰腺炎应补充多种消化酶。因服药所致的腹泻应及时停用有关药物。消化道肿瘤可手术切除或化疗。生长抑制素,如奥曲肽可抑制肿瘤分泌激素,可用于类癌综合征及神经内分泌肿瘤引起的腹泻。

2.对症治疗

(1)纠正水电解质平衡紊乱:有脱水者应补充液体,轻症用口服补液,病情较重者应静脉补液。根据脱水的性质和血清电解质状况补充氯化钠、氯化钾。有酸碱平衡紊乱者应及时纠正。

(2)纠正营养失衡:根据病情可以补充维生素、氨基酸、脂肪乳剂等营养物质。有缺铁、缺钙者亦应及时补充。

(3)黏膜保护药:硫糖铝、思密达等有黏膜保护作用,可用于感染性或非感染性腹泻,可口服亦可灌肠。

(4)微生态制剂:可以调节肠道菌群。常用制剂有双歧三联活菌每次 420mg,每日 3 次。复方谷氨酰胺肠溶胶囊每次 2 粒,每日 3 次。

(5)止泻药:有活性炭、氢氧化铝凝胶、复方地芬诺酯、洛哌丁胺等。氢氧化铝凝胶(含氢氧化铝 3.6%~4.4%),每次 4~8ml,每日 3 次,饭前 1 小时和睡前口服。复方地芬诺酯,每次 2.5~5mg,一日 2~4 次,至腹泻被控制时,应即减少剂量;洛哌丁胺,成人首次 4mg,以后每腹泻 1 次再服 2mg,直至腹泻停止或每日用量达 16~20mg,连续 5 日,若无效则停服。这些药物可引起肠动力障碍,使致病菌定植和侵袭,延长排泄时间,故不能用于感染性腹泻。

(6)止痛药:654-2、丙胺太林等具有解痉作用,可用于缓解疼痛症状。654-2,每次 10mg,每日 2~3 次;丙胺太林,每次 15~30mg,每日 3~4 次,餐前或睡前服,但青光眼、前列腺肥大者慎用。严重炎症性肠病患者中可诱发巨结肠,亦应慎用。

第五节 便 秘

健康人排便习惯多为一日1～2次或1～2日1次,粪便多为成形或为软便,少数健康人的排便次数可达一日3次,或3日1次,粪便可呈半成形或呈腊肠样硬便。便秘(constipation)是指排大便困难,粪便干结、次数减少或便不尽感。便秘是临床上常见的症状,发病率为3.6%～12.9%,女性多于男性,男女之比为1∶(1.77～4.59),随着年龄的增长,发病率明显增高。便秘多长期存在,严重时影响患者的生活质量。由于排便的机制极其复杂,从产生便意到排便的过程中任何一个环节的障碍均可引起便秘,因此便秘的病因多种多样,但临床上以肠道疾病最常见,同时应慎重排除其他病因。

一、病因和发病机制

(一)排便生理

排便生理包括产生便意和排便动作两个过程。随着结肠的运动,粪便被逐渐推向结肠远端,到达直肠。直肠被充盈时,肛门内括约肌松弛,肛门外括约肌收缩,称为直肠肛门抑制反射。直肠壁受压力刺激并超过阈值时产生便意。睡醒及餐后,结肠的动作电位活动增强,更容易引发便意。这种神经冲动沿盆神经传至腰骶部脊髓的排便中枢,再上传到丘脑达大脑皮质。若条件允许排便,则耻骨直肠肌、肛门内括约肌和肛门外括约肌均松弛,两侧肛提肌收缩,盆底下降,腹肌和膈肌也协调收缩,腹压增高,促使粪便排出。

(二)便秘的病因

以上排便生理过程中任何一个环节的障碍均可引起便秘,病因主要包括肠道病变、全身性疾病和神经系统病变(表1-4)。此外,还有些患者便秘原因不清,治疗困难,又称为原发性便秘、慢性特发性或难治性便秘。

表1-4　便秘的病因

部位	范围
肠道	结肠梗阻:腔外(肿瘤、扭转、疝、直肠脱垂)、腔内(肿瘤、狭窄)
	结肠肌肉功能障碍:肠易激综合征、憩室病
	肛门狭窄/功能障碍
	其他:溃疡病、结肠冗长、纤维摄入及饮水不足
全身性	代谢性:糖尿病酮症、卟啉病、淀粉样变性、尿毒症、低钾血症
	内分泌:全垂体功能减退症、甲状腺功能减退症、甲状腺功能亢进症合并高钙血症、肠源性高血糖素过多、嗜铬细胞瘤
	肌肉:进行性系统性硬化病、皮肌炎、肌强直性营养不良
	药物:止痛剂、麻醉剂、抗胆碱能药、抗抑郁药、降压药等
神经病变	周围神经:Hirschsprung病、肠壁神经节细胞减少或缺如、神经节瘤病、自主神经病
	中枢神经:肠易激综合征、脑血管意外、大脑肿瘤、帕金森病、脊髓创伤、多发性硬化、马尾肿瘤、脑脊膜膨出、精神/人为性因素

二、诊断

首先明确有无便秘,其次明确便秘的原因。便秘的原因多种多样,首先应排除有无器质性疾病,尤其是有报警症状时,如便血、消瘦、贫血等。因此,采集病史时应详细询问,包括病程的长短,发生的缓急,饮食习惯,食物的质和量,排便习惯,是否服用引起便秘的药物,有无腹部手术史,工作是否过度紧张,个性及情绪,有无腹痛、便血、贫血等伴随症状。体格检查时,常可触及存留在乙状结肠内的粪块,需与结肠肿瘤、结肠痉挛相鉴别。肛门指检可为诊断提供重要线索,如发现直肠肿瘤、肛门狭窄、内痔、肛裂等,根据病史及查体的结果,确定是否需要进行其他诊断性检查。

(一)结肠、直肠的结构检查

1. 内镜 内镜可直观地检查直肠、结肠有无肿瘤、憩室、炎症、狭窄等,必要时取活组织病理检查,可帮助确诊。

2. 钡剂灌肠 钡剂灌肠可了解直肠、结肠的结构,发现巨结肠和巨直肠。

3. 腹部平片 腹部平片能显示肠腔扩张、粪便存留和气液平面。

(二)结肠、直肠的功能检查

对肠道解剖结构无异常,病程达 6 个月以上,一般治疗无效的严重便秘患者,可进一步做运动功能检查。

1. 胃肠通过时间(GITT)测定 口服不同形态的不透 X 线标志物,定时摄片,可测算胃肠通过时间和结肠通过时间,有助于判断便秘的部位和机制,将便秘区分为慢通过便秘、排出道阻滞性便秘和通过正常的便秘,对后两种情况,可安排有关直肠肛门功能检查。

2. 肛门直肠测压检查 采用灌注或气囊法进行测定,可测定肛门内括约肌和肛门外括约肌的功能。痉挛性盆底综合征患者在排便时,肛门外括约肌、耻骨直肠肌及肛提肌不松弛。Hirschsprung 病时,肛门有肠抑制反射明显减弱或消失。

3. 其他 包括肛门括约肌、直肠壁的感觉检查,肌电记录及直肠排便摄片检查等。

(三)其他相关检查

在询问病史及查体时,还应注意有无可引起便秘的全身性疾病或神经病变的线索,如发现异常,则安排相应的检查以明确诊断。

三、治疗

应采取主动的综合措施和整体治疗,注意引起便秘的病理生理及其可能的环节,合理应用通便药。治疗措施包括以下几点。

(1)治疗原发病和伴随疾病。

(2)改变生活方式,使其符合胃肠道通过和排便生理。膳食纤维本身不被吸收,能使粪便膨胀,刺激结肠运动,因此对膳食纤维摄取少的便秘患者,通过增加膳食纤维可能有效缓解便秘。含膳食纤维多的食物有麦麸、水果、蔬菜、大豆等。对有粪便嵌塞的患者,应先排出粪便,再补充膳食纤维。

(3)定时排便,建立正常排便反射:定时排便能防止粪便堆积,这对于有粪便嵌塞的患者尤其重要,需注意训练前先清肠。另外,要及时抓住排便的最佳时机,清晨醒来和餐后,结肠推进性收缩增加,有助于排便。因此,应鼓励、训练患者醒来和餐后排便,使患者逐渐恢复正常的排便习惯。

(4)适当选用通便药,避免滥用造成药物依赖甚至加重便秘:容积性泻剂能起到膳食纤维的作用,使粪便膨胀,刺激结肠运动,以利于排便。高渗性泻剂包括聚乙烯乙二醇、乳果糖、山梨醇及高渗电解质液等,由于高渗透性,使肠腔内保留足够的水分,软化粪便,并刺激直肠产生便意,以利于排便。刺激性泻剂,如蓖麻油、蒽醌类药物、酚酞等,能刺激肠蠕动,增加肠动力,减少吸收,这些药物多在肝脏代谢,长期服用可引起结肠黑便病,反而加重便秘。润滑性泻剂,如液状石蜡能软化粪便,可口服或灌肠。

(5)尽可能避免药物因素,减少药物引起便秘。

(6)手术治疗。对 Hirschsprung 病,手术治疗可取得显著疗效。对顽固性慢通过性便秘,可考虑手术切除无动力的结肠,但应严格掌握手术适应证,必须具备以下几点:①有明确的结肠无张力的证据。②无出口梗阻的表现,不能以单项检查确诊出口梗阻性便秘。③肛管收缩有足够的张力。④患者无明显焦虑、抑郁及其他精神异常。⑤无肠易激综合征等弥漫性肠道运动的证据。⑥发病时间足够长,对发病时间短的或轻型患者,首选保守治疗,长期保守治疗无效才考虑手术治疗。

第二章 胃肠动力

第一节 胃肠动力生理与病理生理

自 20 世纪 90 年代以来，功能性胃肠病（functional gastrointestinal disorders，FGIDs）已越来越引起临床重视，是目前消化系统疾病研究中最引人注目的领域。最近提出的功能性胃肠病罗马Ⅲ诊断标准（2006）确定 FGID 是一类动力与感知障碍性疾病，因此，了解胃肠动力的生理与病理，使人们了解胃肠动力障碍是产生功能性胃肠病的关键原因，以及对解释功能性胃肠疾病和症状有重要的意义。

一、胃肠平滑肌电活动的特点

食物在胃肠道的运输、消化、吸收与排泄的功能均需要胃肠的运动来完成，而胃肠的运动是由胃肠平滑肌的电活动来驱动和控制的。

（一）胃肠平滑肌电活动的类型

胃肠平滑肌电活动有 3 种类型：静息电位、慢波电位和动作电位。①静息电位：该电位是在平滑肌细胞静息状态下存在于细胞膜内外两侧的电位差，称为静息电位。静息电位的幅值为 $-55mV$，其功能是维持平滑肌细胞的紧张性和兴奋性。②慢波电位：胃肠平滑肌细胞可在静息电位的基础上自发产生一种节律性波动，其频率较慢，故称慢波电位或慢波。人的胃平滑肌慢波频率为 3 次/min。在正常情况下，慢波本身不引起肌肉收缩，只有当慢波之上叠加动作电位时才能引起胃肠平滑肌的机械收缩。一旦慢波消失，动作电位和肌肉收缩都不能发生。③动作电位：动作电位是在慢波基础上产生的。当慢波兴奋达到阈值时即能引发动作电位。通常可由电刺激、化学刺激或牵强刺激所触发。

在叠加有动作电位的慢波后面，肌肉的收缩随着发生，其收缩的强度与动作电位数目成正比。目前临床已经广泛开展无创性胃电图记录患者的胃电活动。

胃电图（EGG）是经体表电极记录出胃平滑肌节律性电活动的生物电信号，是一种无创性的诊断技术。国内外研究已经充分证实，体表电位记录的胃电图与体内胃浆膜电极记录的胃肌电活动之间相关性极好。临床研究表明，胃的慢波频率为 3 次/min，其正常范围为 2～4次/min。胃肌电活动异常可出现三种异常胃电图类型：①胃动过速：其胃电频率高于每分钟4 次。胃动过速时的电活动通常达不到引起肌肉收缩的振幅，因而缺乏机械收缩。胃动过速与胃窦出现异位起搏点有关。②胃动过缓：其慢波频率为每分钟少于 2 次频率，其产生与胃体起搏点病变有关。③胃节律失常：是指慢波节律不规则，时快时慢或无节律。上述三类胃电节律紊乱的结果，可导致胃收缩无力、胃运动消失和胃排空延迟。

近年，国内外许多研究发现，大部分功能性消化不良患者存在胃肌电活动异常，并证明胃电节律紊乱导致胃排空延迟，并成为患者引起症状的基础。

（二）胃电的产生

既往一直认为胃电产生于胃自身的平滑肌细胞的观点是不正确的，现已有大量的研究证明胃电不产生于平滑肌细胞，而产生在胃肠壁内纵行肌和环行肌之间的 Cajal 细胞。20 世纪

90年代,胃肠生理学的一个划时代的重大发现是证明了Cajal间质细胞(interstitial cells of Cajal,ICC)是胃肠运动的起搏器(pacemakers)。其重要进展有:①ICC是胃肠电慢波的发生器。②ICC具有神经效应器(neuro-effector)功能,可以单独向平滑肌细胞传递神经递质和激素的作用。

1. ICC的功能与分类 大量的免疫组化和电镜的形态学研究显示(Thuneberg L,1989;Komuro T,2006),ICC是一类兼有成纤维细胞和平滑肌细胞特性的间质细胞。从形态特征自平滑肌浆膜到黏膜垂直分布的ICC细胞可分为5类:①ICC-MY(肌间神经丛ICC)。②ICC-IM(环肌层ICC)。③ICC-DMP(深肌层丛ICC)。④ICC-SM(黏膜下ICC)。⑤ICC-SEP(肌束内ICC)。其中ICC-MY和ICC-SM是主要的起搏细胞,可直接产生起搏电流,具有起搏胃肠运动的功能。ICC-IM因其位于两层平滑肌细胞中间及与肠神经丛(ENS)紧密连接,起着输送起搏电流及传递神经介质和激素信号的作用,ICC-DMP则在深肌层的ENS丛中,其作用与ICC-IM相同。ICC-SEP的作用与Pukinje纤维在心脏中的作用相似,它把起搏节律性活动传入肌束内和肌束间,同时还传递神经信号。

形态学进一步证明,从食管到肛门内括约肌均分布有密集的ICC并形成网络。然而不同的区域ICC类型分布有些差异,ICC-MY和ICC-IM主要分布在胃体、胃窦、小肠和结肠。结肠还存在较多的ICC-SM,但在近端结肠只有ICC-IM分布。ICC-SEP则分布在胃、小肠、结肠和直肠。

2. ICC是胃肠慢波电位的发生器 1982年,丹麦解剖学家Thuneberg率先根据Cajal间质细胞(ICC)的突起与平滑肌慢波发生之间的时空关系,ICC与平滑肌细胞之间的缝隙连接等形态学依据,提出ICC是胃肠电发生的起搏细胞。从现有大量资料表明,ICC细胞中的ICC-MY是胃肠运动的起搏细胞,它能够自发产生节律性起搏电流(rhythmic pacemaker current)。

早在1971年,美国Minnesota Mayo医学中心外科医生用生理外科方法发现,胃体中部上1/3的区域是慢波电位的起源点,这一观点至今仍是正确的,但当时不明其机制。现从ICC研究中已逐步证明,胃窦慢波来源于胃体ICC,从胃体ICC产生的慢波慢慢向尾端胃窦方向传播并较快地向周围方向扩布。研究进一步显示,胃窦慢波由两类ICC细胞产生:①肌间丛ICC(ICC-MY)产生起搏电流,后者通过ICC-MY细胞网慢慢传播并引发纵肌和环肌去极化,产生去极化波。②ICC-IM亦产生起搏电流的作用。在环行肌层内产生的每个去极化波均可激活环肌内的ICC-IM,ICC-IM再发出起搏电流向周边快速传播。

近年的研究已基本明确,ICC-MY发生的起搏电流是由三磷酸肌醇(IP_3)受体介导的Ca^{2+}释放引起,而不是ryanodine受体诱导的Ca^{2+}释放。因为用功能基因组实验把IP_3同型I被敲除,慢波就消失,表明IP_3受体在ICC起搏活动中的重要性。最近研究认为,ICC起搏电流与非选择性阳离子通道(non-selective cation channel)有关。已有的研究结果表明,激活起搏电流的信号是IP_3受体起动库(IP_3-R-operated stores)。IP_3受体起动库释放的Ca^{2+}使胞内Ca^{2+}增加,于是Ca^{2+}被摄入线粒体。当线粒体吸收Ca^{2+}后,胞内Ca^{2+}浓度衰减时,即可激活细胞膜内的钙抑制性非选择性阳离子通道产生起搏电流。而ICC起搏电流通过紧密连接传给另一个ICC细胞,或直接到达平滑肌细胞,激活电压依赖性Ca^{2+}通道,最终产生动作电位,引发胃肠收缩活动。

3. ICC是胃肠平滑肌神经和激素信号传递效应器 最近的研究表明,ICC不仅给平滑肌提供节律性电活动,而且还参与神经元信号的传导。已证明,平滑肌虽然是收缩的最后装置,但它对神经效应传递作用是很少的。研究显示,ICC 的第二类细胞——环肌层 ICC(ICC-IM)是起着对胃肠平滑肌神经信号传递效应器作用。神经释放的神经递质作用是首先单独作用于 ICC-IM,再由 ICC-IM 作用于平滑肌。

ICC-IM 分布在胃底、胃体、胃窦的环肌层和胃底、近端胃体的纵肌层内,以及 LES 和幽门括约肌、结肠。在上述部位 ICC-IM 与肠神经终末构成紧密连接,是胃肌胆碱能神经兴奋和氮能神经抑制功能的结构基础。研究表明,缺乏 ICC-IM 则明显减弱上述区域神经传递效应。ICC-IM 在胃体和胃窦还能产生持续的单个电位放电,使胃全面兴奋。

第三类 ICC 细胞——深肌层丛 ICC(ICC-DMP)位于小肠环肌内外层之间,与深肌神经丛连接,其功能作用与 ICC-IM 相似,主要是把神经信号传递至环肌细胞。同时,ICC-DMP 与环行肌的内层及深部神经系统(ENS)曲张形成扩张感受器,共同感受腔内压力的变化。ICC-SEP 在 ENS 运动神经元的信号传递中起着重要作用。

二、吞咽与食管动力

食管不是一个简单的呼吸和食物的通道,它具有复杂的生理功能,如保证食物顺利咽下至胃;在呼吸时封闭食管,防止空气进入胃内;清除胃内容物逆流至食管以避免反入口中或吸入呼吸道。一旦食管运动功能紊乱,将会产生咽下困难、反酸、反胃、胃灼热、胸骨后疼痛及咽部异物感等食管功能性和动力障碍性疾病,给患者造成痛苦,并成为就医的原因。

(一)静息时咽与食管的运动

咽在静息时是呼吸通道,食管上口被上食管括约肌所封闭。咽肌收缩产生蠕动波,这些蠕动波可将食物向食管内推进。

食管由上食管括约肌(UES)、食管体和下食管括约肌(LES)组成。在静息时,UES 腔内压力高达 100mmHg,其张力性收缩使食管开口处于关闭状态,以阻止咽腔的空气进入食管。UES 关闭是由于从中枢神经系统延髓发出的躯体运动神经对 UES 的持续刺激所致。食管体部肌肉处于完全松弛状态,没有张力性或节律性收缩,腔内压力为负压(−5mmHg)。这时,支配食管体的躯体神经和迷走神经均无兴奋活动。在静止状态下的 LES 的管腔是关闭的,此时,LES 压力较高(约 20mmHg),以防止胃内容物从相对高压的胃内反流到相对低压的食管中。因此,LES 压力对胃食管反流病(GERD)的防御起着很重要的作用,是抗反流的第一屏障。

(二)吞咽时咽与食管运动

吞咽是一种复杂的反射动作,它使食物从口腔进入胃。吞咽后约 0.1 秒,UES 从张力性收缩立即转为舒张,UES 打开,允许食物进入食管。UES 开放是中枢神经系统的抑制冲动所致。吞咽后 1 秒,食管体部最上端开始出现蠕动性收缩,并向下推进通过整个食管体部。LSE 在吞咽后 2～3 秒,即产生松弛。LES 松弛时间为 5～10 秒,使食物很快进入胃。LES 作为抗反流的另一作用就是要适时舒张。有资料显示,GERD 患者常发生 LES 不合时宜的舒张或食管体无蠕动波就舒张。迷走神经和一氧化氮合酶(NOS)神经元释放的一氧化氮(NO)对 LES 的舒张起控制作用。

(三)食管的原发性蠕动和继发性蠕动

正常食管主要有两类运动,即原发性蠕动与继发性蠕动。食管的原发性蠕动是由吞咽引起的,由吞咽触发的一系列始于咽部的连续蠕动波,收缩波由咽至胃全程需 5～10 秒。如果原发性蠕动未能把进入食管的食物推入胃内,那么,由于滞留的食物使食管膨胀,就产生了继发性蠕动。继发性蠕动除了起始于食物本身而非咽腔外,本质上和原发性蠕动相同,它能够连续产生,直到把全部食物排入胃内。

(四)下食管括约肌的一过性松弛

最近几年发现,LES 有一种较长时间的自发性松弛。这些自发性松弛与吞咽无关,平均持续时间约 20 秒,超过吞咽时的 LES 松弛时间(<8 秒),称为下食管括约肌的一过性松弛(transit LES relaxation,TLESR)。在正常人这种 TLESR 平均每天出现 20 次左右,胃饱满时更易出现。这时胃液进入食管,使 pH 值<4,由于 LES 压力很快上升,吞咽唾液至食管,使 pH 值上升,这是生理性的 LES 一过性松弛反流。若 TLESR 频繁发生,每天超过 50 次,食管内 pH 值<4 达 1 小时,则这种反流是病理性的。胃食管反流病患者发生一过性松弛反流后 LES 压力增加受到抑制,致使酸反流入食管的时间延长。

(五)食管动力障碍性疾病

1.原发性食管动力紊乱引起的疾病 食管运动紊乱可引发食管肌的多种疾病,包括贲门失弛缓症,弥漫性食管痉挛和胡桃夹食管,同属于原发性食管运动功能失调,为"食管源性胸痛"的病因之一,其病变主要在食管中下段,表现同期强烈的非推进的持续收缩,致使食管成串珠状或螺旋状狭窄,而上食管常不受累。贲门失弛缓症和弥漫性食管痉挛是常见的食管动力学性疾病。这是用以鉴别胸疼的主要疾病。

2.继发性食管动力紊乱引起的疾病 胃食管反流病(GER)是胃内容物反流入食管的继发动力紊乱的疾病。GER 包括生理性的 GER 和病理性的 GER。生理性 GER 是正常人偶然发生的生理现象,而病理性 GER 则是引起一系列临床症状的一组疾病,称胃食管反流病(GERD)。GERD 是指胃、十二指肠内容物反流入食管引起胃灼热、胸痛及反酸等症状,导致食管炎。成人 GERD 的发病率为 6% 左右,在婴儿因其解剖生理特点发病率比成人高,约 8%。

三、胃动力

(一)胃的运动功能

胃的运动功能有 3 个方面:①近端胃贮存大量食物,直到胃的远端和十二指肠能够容纳这些食物之后才能完成任务。②使食物和消化液相混合,直到形成一种半液体状混合物,称为食糜。③使食物缓慢地由胃排入小肠,并使其速度适应于小肠的消化与吸收,胃运动紊乱可导致上腹部症状出现,如恶心、上腹部疼痛、早饱和食欲减退等。

(二)消化间期胃运动

在进餐后 1.5～2 小时,被消化的食物已通过远端小肠,胃即停止运动,开始出现静息和运动循环往复的消化间期(空腹)运动模式,称为消化间期移行性复合运动(interdigestive migrating motor complex,IMMC)。消化间期 MMC 活动变化有明显的时相性。根据消化间期胃 MMC 交替出现的静止期和运动期的周期变化可区分为Ⅰ、Ⅱ、Ⅲ、Ⅳ四个时相。Ⅰ相为运动静止期,胃没有收缩,持续 45 分钟;Ⅱ相是不规则收缩期,胃有间断的收缩,持续 40 分钟;Ⅲ相为强力收缩期,远端胃有强有力的收缩,约 10 分钟;Ⅳ相为收缩消退期,只有 5 分钟,是从Ⅲ相活动转至静止期Ⅰ相的短暂过渡期。胃的收缩波可以从胃窦移行到十二指肠和空肠。

这种 MMC 在空腹时间重复而有规律地出现。研究表明,MMC 活动与幽门运动有很好的协调作用,当 MMC Ⅰ 相没有蠕动运动时,幽门打开程度为 40%。在 MMC Ⅲ 相时,胃窦产生强烈收缩,此时幽门口完全打开,使胃内未被消化的固体食物毫无障碍地排入十二指肠。

胃肠 MMC 的主要作用有:胃肠"清道夫"的作用;促进胃、幽门、十二指肠和胆运动的协调性;促进胰液和胆汁分泌,为消化期做准备;可防止胃肠道细菌过度增长;发出"饥饿"信号。

(三)胃运动的神经体液调节

早已证明,MMC 是由胃动素激发的,并指出胃动素是 MMC 的协调激素,其作用由迷走-胆碱能神经调节。最新的研究报道,1999 年发现的脑肠肽 Ghrelin(促生长素)同样有激发 MMC 的作用。Ghrelin 由胃泌酸区黏膜 X/A 样细胞及下丘脑弓状核(ARC)合成与分泌,其生理功能是调节生长激素的分泌,并通过神经和内分泌途径增加人和动物胃、十二指肠 MMC Ⅲ 期收缩,促进胃排空及增加小肠和结肠动力。

功能性胃肠病(FGID)和慢性胃炎所表现的症状大多与胃肠动力异常有关,而动力异常的表现皆由于胃肠运动失调所致。临床上治疗 FGID 和慢性胃炎拟用的促动力药多注意其促动力作用而忽视其动力协调性。周吕等研究证实,多潘立酮(吗丁啉)有很好的促进胃、十二指肠协调运动的作用。通过清醒大鼠的在体实验和血管灌流大鼠离体胃、十二指肠制备的离体实验的结果表明,多潘立酮可明显增强 MMC 的收缩活动和胃窦十二指肠的协调运动,由胃窦引发的十二指肠收缩波比对照组增加 90%。罗金燕等的临床观察进一步验证了上述结果,证明多潘立酮明显促进慢性胃炎患者胃排空,使胃排空率从治疗前的 25% 增至 65%。最近研究证明,中药柴胡疏肝散有很好的促进胃运动的作用,对 FGID 治疗有明显效果。

(四)餐后消化期胃的运动

进餐后胃 MMC 活动周期消失,代之以餐后消化期运动。餐后近端胃的活动,当食物进入口腔和吞咽时,由于刺激了咽、食管的感受器,反射性地通过迷走神经引起近端胃的容受性舒张以准备接纳大量食物,而当食物到达胃后,近端胃则进一步舒张,称为适应性舒张。上述两种舒张作用可使胃的体积大大增加,从原来体积 50ml 增至 1500ml。胃容量增加时,由于近端胃平滑肌舒张,因此胃内压力没有明显增加。进餐后远端胃的运动从 MMC 转为持续和有规律的中等强度蠕动性收缩活动。它与消化间期 MMC 运动最明显的不同是没有位相活动和向远端传播的特点。使胃运动由消化间期 MMC 运动模式转变为餐后消化期运动模式的神经体液机制,包括有头期的影响、胃张力活动和肠化学受体以及进餐后胃肠激素如胆囊收缩素(CCK)和瘦素(leptin)等作用的结果。患有功能性消化不良或糖尿病胃轻瘫患者的临床测压诊断表明,这类患者餐后消化期胃动力明显低下,远端胃窦收缩振幅很低或缺少收缩。

四、结肠动力

在人和动物结肠有 3 个主要功能:①从肠腔内液状内容物中提取出水和电解质。②在有微生物大量繁殖时,有提取营养成分的重要作用。③将粪便贮存在远端结肠。结肠运动的特征与上述 3 个特异功能有关。水在结肠黏膜处从食糜团块中提取出来的过程很慢,因为它要依赖水的扩散,这是一个很慢的过程。同样,大量结肠内容物内微生物的存在需要器官在流质内容物内产生流动,以给这些细菌分配营养物质而不是将其内容物排出,结肠壁的运动就是长期保留内容物,并将其混匀,然后将其排出,这是自主性控制的结果。

人和动物结肠有 3 种收缩类型：①节律性相位收缩活动。②近端或远端结肠在节律性相位收缩时会出现成簇收缩向尾端传播，称为巨大移行性收缩波（giant migrating contraction，GMC）。③张力性收缩。GMC 具有高振幅和远距离传播的特点，其功能是将结肠大块内容物和粪便输送至远端。GMC 发生率不高，并多在早晨醒时或进餐后期，每天 1～2 次。

肠易激综合征（IBS）是常见的功能性胃肠病，目前对其发病机制仍未完全阐明，但结肠动力障碍仍是 IBS 发病的基础。IBS 患者结肠动力障碍表现为电慢波节律降低，收缩波数量及振幅减少，结肠传输时间延迟，这些动力异常状况使排便性状和收缩频率改变，并导致感觉阈值降低及腹痛。

第二节　食管测压技术

一、方法和仪器

食管测压术是指通过压力传感器，将食管腔内压力变化的机械性信号转变为电信号，经生理多导仪记录下来的一种技术，用于测定上食管括约肌（upper esophageal sphincter，UES）、下食管括约肌（lower esophageal sphincter，LES）和食管体部的动力功能。该技术操作简便、痛苦少，已成为目前确定食管运动疾病的一种基本诊断方法。目前，临床上常用的测压方法有液体灌注导管体外传感器法和腔内微型压力传感器法。近年来高分辨率胃肠动力动力学检测系统，尤其是食管动力检测系统广泛应用于临床。本节主要介绍液体灌注导管体外传感器法。

原理是在食管腔内放置测压导管，灌注泵以一定的速度通过传感器向测压导管内灌注蒸馏水，液体经测压导管的侧孔流出时所要克服的阻力即为食管腔内压力，压力由体外压力换能器感受，将压力转变电信号传至记录仪进行处理。所需仪器设备包括灌注系统、测压导管、传感器及记录、储存和分析数据的软件（目前应用电脑进行储存和分析）。通常，测压导管由 4～8 根聚乙烯化合物管（内径为 0.8～1.6mm）粘合成测压集合管，导管的长度为 120～150cm。各相邻侧孔的空间方位 45°或 90°，相邻侧孔间距 3～5cm，可记录到各方位的压力，也可多部位同步测压。在下食管括约肌（LES）部位放置带有侧孔的测压导管时，由于膈肌随呼吸移动，侧孔不一定总在 LES 区域，因而，有时可能测不到 LES 压力变化。在测压导管远端装上袖套结构（Sleeve 导管），增加 LES 区域压力感受面积，LES 的张力作用在套袖上的任一部位，均可反映 LES 的压力变化。袖套由硅橡胶薄片制成，其长度约 6cm，宽为 0.5cm。袖套管的两端设有侧孔，可使袖套准确定位在 LES 区域内。

二、适应证和禁忌证

食管测压的适应证主要是不明原因的吞咽困难及非心源性胸痛。此外，食管测压还用于食管 pH 值监测的电极定位（确定 LES 位置）以及评估药物和手术治疗的疗效（贲门失弛缓症和胃食管反流病等）。食管测压有助于了解有无食管动力异常、特点及其严重程度，可协助确定是原发性或继发性食管动力障碍。

（一）适应证

（1）口咽性吞咽困难。环咽肌-咽肌失弛缓症，咽-UES 不协调；咽肌收缩低幅，咽肌收缩

过早或晚,食管体部收缩提前

（2）食管性吞咽困难。①原发性食管动力障碍：贲门失弛缓症、弥漫性食管痉挛、LES高压症、胡桃夹食管、胃食管反流病、非特异性食管动力紊乱。②继发性食管动力功能障碍：硬皮病、糖尿病、酒精中毒、慢性特异性假性肠梗阻、继发性贲门失弛缓症、食管静脉曲张硬化治疗后、食管癌激光治疗后。

（3）非心源性胸痛。

（4）食管pH值监测前LES定位。

（5）术前食管动力状态评估及手术疗效评估。

（二）禁忌证

食管梗阻、食管巨大憩室、不能合作者。

三、食管测压的准备工作

（一）检查前患者的准备工作

（1）检查前3天停用影响胃肠动力的药物,包括硝酸甘油、钙通道阻滞剂、促动力剂、H_2受体拮抗剂、镇静剂、止痛剂、抗抑郁药物、抗胆碱能药物。如病情不允许,如心脏病患者服用硝酸甘油、钙通道阻滞剂等,分析检查结果时则必须考虑这些药物的影响作用。

（2）检查前至少禁食8小时,有明显吞咽困难的患者,检查前日晚餐应进流食,必要时延长禁食时间。

（二）检查前仪器的准备工作

（1）物品准备,包括润滑剂、纱布、20ml注射器、带吸管的水杯（200ml温水）、无菌手套、纸巾。

（2）标定测压导管。

（3）测压系统内如存在气泡,会显著降低反应时间及影响测压结果,因此,检查前必需排空压力泵、灌注系统及测压导管内气泡。

（4）阻塞试验,用手指堵住压力通道开口,此时计算机屏幕上的压力曲线迅速上升,正常情况下上升速度应可＞300mmHg/s,此法简便,可用来检查检测系统敏感性;亦可迅速抬高测压导管50cm,计算机屏幕则应显示所有通道压力迅速上升50mmHg,此法亦可检测系统敏感性。

（三）检查前医生的准备工作

（1）医生在检查前应仔细询问病史,有必要在检查前进行食管钡餐或胃镜检查,以了解食管有无解剖结构异常,除外机械性梗阻。

（2）充分向患者解释检查的目的,介绍检查过程,消除恐惧心理,配合插管,使记录过程中保持安静和合作。

（3）检查环境保持安静,以免影响检查结果。

四、食管测压步骤

完整的食管测压应包括LES压力及松弛功能、食管体部蠕动收缩功能、UES的压力、松弛以及吞咽时与咽部协调功能。应用无 sleeve 的测压导管进行食管测压过程。

（1）患者取坐位，导管润滑后经鼻孔插入，将所有侧孔置于胃内，约插管 60cm。

（2）插管后给患者 5～10 分钟适应导管，进行测压时，患者通常取左侧卧位或坐位。

（3）嘱患者深吸气，此时所有通道压力应升高，以确定所有侧孔位于胃内。

（4）采用定点牵拉法完成测压的全过程，间隔 10～20 秒向外牵拉 0.5～1.0cm，检测不同侧孔及不同方向 LES 压力及松弛功能，当每个侧孔置于 LES，压力平稳时通过咽水评价 LES 松弛功能。通常每个侧孔咽水 3 次，每次 5～10ml。

（5）侧孔离开 LES 近端时，压力曲线即降至比胃内压基线低的食管内压基线水平。当最后一个侧孔位于 LES 上 3cm 处，所有侧孔位于胸腔，通常采用间隔 20～30 秒咽水 5～10ml，共 10 次，检测食管体部蠕动收缩功能。

（6）检测食管体部蠕动收缩功能之后，继续以每次 0.5～1.0cm 向外牵拉测压导管，当最近端侧孔压力再次升高，表明进入 UES，采用干咽的方式检测 UES 的功能，方法同 LES。

（7）食管动力功能检测以胃内压力为基线（零位），并记录至少 30 秒，检测过程中所有压力变化均以此基线为参考进行计算。

五、影响食管测压的因素

食管测压过程涉及环节较多，在进行测压和结果分析时，需要考虑到一些影响因素，以得到更准确可靠的结果。影响因素包括以下几点。

1. 仪器　测压系统内存在气泡，会显著影响测压结果，因此测压前一定要检查确保系统排空气泡。此外，检查前一定要标定测压导管。

2. 药物　检查前服用的部分药物可能会影响食管动力，故检查前 3 天需要停用。

3. 检查时受试者配合情况　检测前让受试者有足够的适应时间，有利于得到准确、可靠的食管动力参数。

4. 年龄　不同年龄受试者食管动力存在差异。

5. 操作人员技术和经验　技术或经验不足使测压不准或误释。

六、食管测压记录分析

食管测压的记录参数主要包括 LES、UES 和食管体部三部分，各个实验室的参考值不同，表 2-1 中列出全国多中心食管测压的正常参数。其中 LES 参数包括 LES 压力（LESP，呼吸末 LES 压和胃压的差值）、LES 长度（LESL）、LES 松弛率（LESRR）和一过性 LES 松弛（TLESR），UES 参数包括 UES 长度（UESL）、静息时 UES 压力（UESP）、吞咽时 UES 松弛率（UESRR）及 UES 和咽肌群的运动协调性，食管体部主要记录远端和近端压力及持续时间。

表 2-1　食管测压常用参数及正常值（国内多中心研究）

项目	参数	参考值
LES	LESL(cm)	1.63～3.13
	LESP(mmHg)	6.82～18.49
	LESRR(%)	85.98～100
	TLESR	空腹时偶尔出现

（续表）

项目	参数	参考值
食管体部	蠕动收缩波幅(mmHg)	远端 44.39~130.6 近端 26.94~90.39
	蠕动收缩时限(秒)	远端 2.18~4.36 近端 1.5~3.24
UES	UESL(cm) UESP(mmHg) UESRR(%) UES 和咽肌的协调性	1.75~3.75 17.78~55.91 94.74~100 协调良好

七、食管测压的临床应用

食管测压主要是对原发性和继发性食管动力异常疾病的诊断,不同的疾病在食管测压上有相对较特异的表现。贲门失迟缓典型的食管测压表现为食管体部蠕动消失、LES 压力升高、吞咽时 LES 松弛不完全、食管体部扩张时出现食管基础压力升高。弥漫性食管痉挛表现为同步性(非传导性)收缩增加(吞咽时>20%~30%),同步性收缩中可夹杂正常传导性收缩、测压异常出现于远端 2/3 食管、多峰收缩波(波峰数≥3)、收缩持续时间延长(>6 秒)、自发性收缩、收缩幅度增加(>180mmHg)。胡桃夹食管可出现>180mmHg 的高幅蠕动收缩,有时可>300mmHg、收缩持续时间延长、可伴有 LES 压力升高。

部分贲门失迟缓症患者可以通过胸腔镜或腹腔镜下 LES 肌层切开术来治疗,而充分的肌层切开长度及深度、严格限制胃壁肌层切开长度是减少并发症和保证疗效的关键,食管测压可以提供准确的 LES 长度,为手术切开长度提供依据,并通过手术前后测压参数的变化,来评估手术的疗效。

在某些非心源性胸痛者,食管测压还可以结合胸痛诱发试验,并进行 24 小时动态食管测压,显示生理状态下昼夜食管运动的规律,提供有效蠕动收缩、无效蠕动收缩的发生情况。

灌注法测定 UES 和咽部的动力不够敏感(该部的动力活动迅速),相对而言,固态传感器测定更为理想。应用计算机技术对该部位进行 CT 重建、计算机辅助的吞咽生物力学影像研究能阐明吞咽的机制和吞咽障碍的病理生理,将有一定的应用前景。

八、高分辨率食管动力检测系统

高分辨率食管动力检测系统(high-resolution manometry,HRM)是一种更为直观和准确的测压方法,是常规测压技术的一项重大改进,包括液体灌注和固态测压导管。HRM 采用密集分布的压力传感器测压导管,电极导管由 36 个通道压力传感器组成,通道距离为 1cm,并且每个通道上还有 12 个环绕点组成共计 432 个测压点,能采集从咽到胃部的全部连续高保真的压力数据。HRM 的强大空间分辨率能实现对整段食管的收缩功能进行实时同步监测。应用软件对 HRM 数据进行图像转换,得到"三维空间图像",可以更清晰生动地描述从咽到胃部的食管运动功能。

早在 2008 年,国外 P. J. Kahrilas 等学者就提出了适用于此技术的新分类和诊断标准,即2008 年芝加哥分类标准。在此基础上,随着研究的深入和临床经验的丰富,最新 2012 年芝加哥标准也应运而出。新的诊断标准着重分析胃食管交界部(EGJ)取代了单纯的食管下括约肌(LES)的分析,并提出了整合松弛压(IRP)的概念,能更准确地定位 EGJ 范围和吞咽后其松弛时间窗,反映了不仅 LES,还有膈脚(crural diaphragm,CD)和食团内压(bolus of internal pressure,IBP)等因素对 EGJ 的影响,因此是一个更加综合的指标。研究食管远端收缩幅度时,新提出了远端收缩积分(distal contractile integral,DCI)的概念,综合了压力、时间、距离三者,主要用于发现食管体部过度收缩。而用于评价食管远端收缩速率的指标有收缩减速点(contractile deceleration point,CDP)、收缩前端速度(contractile front velocity,CFV)、远端潜伏期(distal latency,DL)。蠕动缺失(peristaltic breaks,PB)反映低压蠕动,与食团不完全传输有关。随之也产生了新的食管动力障碍性疾病的芝加哥分类标准(表 2-2)。

表 2-2 食管动力障碍性疾病的 2012 芝加哥分类标准

诊断	诊断标准
贲门失弛缓	
Ⅰ型	经典型贲门失弛缓:IRP 均值＞正常上限,100％无效蠕动
Ⅱ型	伴食管受压的贲门失弛缓:IRP 均值＞正常上限,无正常蠕动,≥20％吞咽中见全段食管增压
Ⅲ型	IRP 均值＞正常上限,无正常蠕动,≥20％吞咽中可见远端蠕动的片段或提前(痉挛性)收缩
EGJ 出口梗阻	IRP 均值＞正常上限,个别吞咽中可见完整收缩或小缺失的弱蠕动,因此不满足以上贲门失弛缓标准 *
动力障碍	(正常人不出现)
远端食管痉挛	IRP 均值正常,≥20％吞咽中见提前收缩
过度收缩性食管(手提钻食管)	至少一次吞咽中远端收缩积分(DCI)＞8000mmHg/(s^{-1}·cm^{-1}),可伴单峰或多峰的收缩
失蠕动	IRP 均值正常,100％的吞咽为无效蠕动
蠕动异常	(定义为超出正常值界限)
大缺失的弱蠕动	IRP 均值＜15mmHg 且＞20％的吞咽见 20mmHg 等压线大中断(长度＞5cm)
小缺失的弱蠕动	IRP 均值＜15mmHg 且＞30％的吞咽见 20mmHg 等压线小中断(长度 2～5cm)
频发无效蠕动	＞30％但＜100％吞咽中见无效蠕动
正常远端潜伏期的快速收缩	≥20％吞咽中见快速收缩,且远端潜伏期(DL)＞4.5 秒
高张性蠕动(胡桃夹食管)	远端收缩积分(DCI)均值＞5000mmHg/(s^{-1}·cm^{-1}),但不满足过度收缩性食管的标准
正常蠕动	不满足以上任何诊断标准

第三节 食管及胃内 pH 值监测

一、监测原理与应用的仪器

24 小时食管及胃内 pH 值监测是定量及动态测量食管及胃内酸度,反映酸或碱反流的一项技术。pH 值监测的原理是将对腔内氢离子敏感的 pH 值电极置入食管或胃内,使离子的变化转为电流的变化,并将信息储存于电脑内,最后由计算机进行分析。pH 值监测系统由 pH 值电极、参考电极、记录仪及计算机组成。pH 值电极可分为单通道、双通道和多通道电极,根据临床实际及科研选择带有不同通道的电极。

常用的 pH 值电极有玻璃电极、锑电极和固态离子敏场效应半导体电极。玻璃电极直径较大(可达 4.5cm),其寿命较长,能反复使用 40~50 人次,对 pH 值的变化反应迅速,但由于前端较硬,不易被患者接受。锑电极直径小,柔软更易被患者接受,但使用寿命短,反复使用一般不超过 10 次,对 pH 值的变化反应较慢。目前在临床应用较多的是锑电极。体外参考电极一般为 Ag/AgCl 电极,分内置和外置参考电极,置外置参考电极时注意清洁皮肤、电极与皮肤贴紧,以免皮肤和汗液对监测参数的影响。记录的信息储存于便携式记录仪内,记录完毕后将采集的样本信息传送至计算机内,通过一定的程序进行数据分析、处理,做出腔内昼夜 pH 值变化及有关反流的报告。近年来也有应用无线 pH 值监测(bravo capsule pH monitoring)系统监测食管、胃内 pH 值。

二、pH 值监测方法和正常值

(一)pH 值监测方法

检查前应先对 pH 值电极进行校正,分别选用 pH 值 7.00 和 pH 值 1.07 的缓冲液进行校正,目的是确定电极是否完整,测定电极的漂移度,正常情况下漂移度 pH 值在 0.2 以内。

1. pH 值电极的位置

(1)食管 pH 值电极定位:检查插管时经鼻将电极前端插入胃内,然后慢慢退出,根据 pH 值的变化(pH 值从 1~2 上升至 4~5 时表明电极离开胃腔进入食管内),一般将电极放置 LES 上 5cm 处。LES 的位置根据食管测压记录来定位,有时需要在 X 线透视下进行电极的定位。

(2)胃内 pH 值电极定位:监测电极的放置步骤基本同食管 pH 值监测,如胃内放置一个电极,其位置可放在 LES 下 5~10cm。电极通过贲门进入胃腔时 pH 值显示从 4~5 下降至 1~2(患者自身胃内 pH 值升高者不适用)。常需要通过 X 线透视进行定位。pH 值电极放置的位置还可根据观察、研究者的主要对象来设计与选择,决定电极的位置及数目。如观察十二指肠胃反流的情况可在胃近端及远端分别放置电极。

2. 固定 pH 值电极　确定 pH 值电极在合适的位置后,固定之。使 pH 值记录仪进入记录状态,长时间 pH 监测一般记录时间为 18~24 小时,也可连续记录 48 小时。记录仪自动停止记录。注意叮嘱患者 pH 值电极务必固定好,以免 pH 值电极滑脱产生不准确的结果。

3. 事件记录　记录过程中嘱受试者记好日记,项目包括进餐的起止时间,睡眠(卧床)和起床的时间及症状如胃灼热或胸痛等的起止时间。同时在记录仪上按压信号钮做标记。

4. 电极的清洗和消毒　记录结束后撤出电极并进行清洗、消毒,消毒剂常用 2% 戊二醛。消毒后电极用清水洗净以备下次使用。

(二)pH 值监测注意事项

(1)检查期间不进食酸性或碱性的食物及饮料,胃内 pH 值监测是最好统一试餐的时间和成分。

(2)检查期间建议受试者维持日常的活动以及进餐质和量,记录受试者在生理状态下的食管 pH 值的变化。

(3)检查前停用抑酸剂、促动力剂至少 72 小时。

(三)pH 值监测指标及正常值

1. 食管 pH 值监测指标及正常值　正常人食管内 pH 值监测结果也可显示有酸反流,多在餐后出现。24 小时食管 pH 值监测指标包括:①pH<4 发生的次数。②pH<4 总的时间

和时间百分比。③立位和卧位的 pH<4 的时间和时间百分比。④pH<4 持续 5 分钟以上的时间和所占的百分比。⑤pH<4 持续最长的时间以及症状指数等。根据以上参数计算反流指数,常用 DeMeester 计分,此计分正常值小于 14.25,国内许国铭报告反流指数正常值与 DeMeester 的结果相近,为 12.7。一般以此来判断结果是阳性或是阴性。

2.胃内 pH 值监测指标及节律 胃内 pH 值监测观察指标包括:①胃内 pH<3 和>3 的时间百分比。②夜间 pH>4 的总持续时间、最长持续时间及占夜间的百分比。③进餐时胃内 pH 值的变化。正常人的 24 小时胃内节律:正常人空腹时很少胃内 pH 值>2,进餐及餐后引起 pH 值升高,夜间 pH 值最低,而在后半夜或清晨又开始升高。正常人夜间短暂的、突发的 pH 值升高被认为是十二指肠、胃反流。在正常人胃体和胃窦分别放置电极显示夜间一过性 pH 值升高以胃窦部明显,更加支持夜间胆汁反流。

三、24 小时 pH 值监测的适应证和临床意义

(一)食管 pH 值监测的适应证

(1)具有典型的胃食管反流症状,如胃灼热、反酸等,但内镜检查正常、抑酸治疗无效。

(2)非典型胃食管反流症状:①非心源性胸痛。②呼吸系统症状,咳嗽、哮喘、反复吸入性肺炎。③咽喉症状,声嘶、咽炎等。④其他不典型症状,消化不良、打嗝、上腹痛等。

(3)反流症状严重但疗效不满意。

(4)药物及抗反流手术疗效评估。

(5)评估早产儿、婴幼儿 LES 发育情况。

(二)食管 pH 值监测的临床意义

食管 pH 值监测的目的在于了解是否存在病理性胃食管反流,可详细地了解 GERD 患者的昼夜食管酸反流的规律及其他生理活动如体位改变、进餐等对反流的影响,根据记录的标记可进一步分析症状的出现与反流的关系,可了解反流是否为造成症状的原因。pH 值监测对诊断 GERD,尤其是不明原因的胸痛,常规方案治疗无效的哮喘、咳嗽、呼吸睡眠暂停等合并的反流及其进一步治疗很有意义。如和食管电阻抗、食管动力监测同步进行,并分析症状出现时间和食管酸反流、食管反流事件及动力的相关性可以提供症状发生的病理生理基础,从而对进一步治疗做出指导。由于食管 pH 值监测对酸反流既可定性又可定量,还能观察反流与症状的关系,是目前诊断酸反流的“金标准”。

Weiner 等提出应用症状指数(symptom index,SI),分析症状与反流发作的关系,即与反流相关症状发生的百分率,SI=pH<4 时症状次数/总的症状次数×100%,SI>50% 作为临界值。SI 的不足之处在于,没有将反流事件计算在内。

(三)胃内 pH 值监测的适应证及临床意义

胃内 24 小时监测在临床上的应用远不如食管 pH 值监测广泛和有效,而是更多地用于研究,主要用于以下几个方面的研究。

(1)正常胃酸分泌的节律。

(2)与胃酸分泌异常相关性的疾病,如恶性萎缩性胃炎、胃泌素瘤、消化性溃疡等。

(3)抑酸药的疗效评价。胃内 pH 值监测已广泛用于评价抑酸剂的抑酸效果。

(4)十二指肠胃反流。十二指肠胃反流胃内 pH>4 的百分比明显升高,所以监测 24 小时胃内 pH>4 来判断 DGR 较为准确,尤其放置多个电极时更准确。

第四节　胃排空时间测定

一、概述

胃排空功能测定(gastric emptying study)是在生理状态下准确了解胃排空功能较为理想且常用的方法。自从 1966 年 Griffith 等首先报道用^{51}Cr 测定胃排空速率以来,用放射性核素测定胃排空的方法获得了很大的发展。1976 年,Meyer 等开始使用^{99m}Tc 标记的鸡肝作为固体食物测定胃排空。同年,Harding 等引入了双核素法,用^{99m}Tc 标记固体,用^{111}In-DTPA(二乙基三胺五乙酸)溶入液体,同时测定固体和液体食物的胃排空。20 世纪 80 年代初开始对胃排空曲线进行精细的数学分析,并将胃分成近端和远端两个功能部分进行分析。20 世纪 90 年代初,又发展了胃动态显像,可以连续观察并分析胃内食物的变化,以及各部分的运动。

另一方面,其他分析胃动力的方法也获得了很大的发展。除胃电图描记和不透 X 线标志物法外,许多新的方法,如腔内测压和超声法等也相继出现。在临床上,这些方法各有优缺点,可以用来互相印证,相互补充。但在定量分析胃排空方面,核素的方法仍被当作"金标准"。它不仅具有无创、安全、重复性好和符合生理等优点,还能做出准确的胃排空时间和排空速率等定量参数,可为临床诊断胃动力异常及评价药物治疗效果提供更客观的依据。

二、原理

放射性核素方法之所以能够测量胃排空,是基于计数率与容量一致的简单概念。将不被胃黏膜吸收的放射性核素显像剂标记的食物摄入胃内,胃的蠕动将其传送而有规律地从胃排入肠腔,体外用 γ 照相机或 SPECT 连续或间断采集记录在此过程中胃的影像和胃区放射性计数下降的情况,计算出胃排空时间,以反映胃的运动功能。

三、适应证

(1)胃正常生理功能的评价。
(2)胃排空障碍原因的探讨,包括持续或反复的上腹部不适、疼痛、早饱、腹胀、恶心呕吐等症状。
(3)食管后胃疾病术前帮助确定诊断,术后了解胃排空的变化。
(4)药物及手术治疗的疗效观察和随访。

四、显像剂和试餐食物

(一)显像剂
^{99m}Tc-硫化锝胶体(^{99m}Tc-Sulfer colloid,SC)和^{111}In-DTPA(二乙基三胺五乙酸)是最常用的放射性标记药物,分别用于标记固体和液体试餐。此外,一些更方便的标记药物,如^{99m}Tc 标记的纤维素等,正在被研制或已开始使用。

(二)试餐食物及标记方法
试餐食物可以分为固体、液体和半流食物三种。因为固体食物的胃排空延迟是胃功能不全的更灵敏、更早期的指标,所以临床上往往只需测量固体食物的胃排空。最好的放射性固体食物是放射性药物标记的鸡肝,但由于制备不便,现在多用^{99m}Tc-SC 体外标记的鸡蛋代替。通过与鸡蛋的混合加热,^{99m}Tc-SC 能够牢固地固定在食物上。固体食物如果标记不好,就会导致放射性自固相脱入液相,记录下的则是相对快速的液体排空与固体排空的混合形式,从而有可能使胃轻瘫患者的胃排空时间处于正常范围,出现假阴性。各核医学中心可根据具体情况选择试餐食物,但应该有固定的标准餐(符合当地早餐习惯,且热卡约 300kcal),并建立相应的正常值。

(三)常用的试餐食物及标记方法

1.固体食物 取 37~74MBq(1~2mCi)^{99m}Tc-SC 或^{99m}Tc-DTPA,加入 120g 鸡蛋中搅匀,在食用油中煎炒至鸡蛋饼,夹入两片面包中备用。

2.液体食物 取 37~74MBq ^{99m}Tc-SC 或^{99m}Tc-DTPA,加入 5‰葡萄糖(糖尿病患者用生理盐水)300ml 中混匀备用。作固体-液体混合食物胃排空测定时,则应选用^{111}In-DT-PA 11.1~18.5MBq(0.3~0.5mCi),无^{111}In-DTPA 时,也可考虑用^{131}I-OIH 代替,但应注意标记率应>95%。

3.半流食物 取 TETA 树脂 250mg 与高锝酸盐(^{99m}TcO$_4^-$)混合,加生理盐水至 5ml,振荡 10 分钟,获得^{99m}Tc-TETA 树脂,与 50g 麦片、2g 食盐配制成的麦片粥混匀备用,总体积 300ml。

不同单位所用的试餐成分可能稍有差异,如可在固体试餐中加入适量番茄酱等。考虑到本法的影响因素较多,对于一个单位来说,方法学的统一是至关重要的,如试餐的总热量的控制等。

五、显像方法

胃内固体食物的排空速度与液体食物不同,固体-液体混合食物与单纯一种状态食物的胃排空速度也不同,为适合不同类型食物检测的需要而建立了液体食物胃排空、固体食物胃排空以及固体-液体混合食物胃排空测定法。通常液体食物胃排空检查对隐匿异常的检出敏感性不如固体食物胃排空检查法,如果仅做一种食物的胃排空测定,应采用固体食物胃排空检查。只要条件允许,建议采用固体-液体混合食物胃排空测定法。

(一)固体食物胃排空显像

(1)隔夜禁食(至少 8 小时),检测前 1~2 周应停服影响胃动力的药物。检查前 5 分钟内吃完指定试餐。

(2)使用^{99m}Tc-SC 或^{99m}Tc-DTPA 标记的试餐时采用低能通用型准直器,能峰 140keV,窗宽 20%,矩阵 128×128 或 256×256,使胃和大部分小肠于探头视野中。在行固体-液体混合食物胃排空测定时,用^{111}In-DTPA 标记液体食物,则应用中能准直器,能峰为 173keV 和 247keV,窗宽 20%,如无中能准直器时,可用高能准直器代替。

(3)从进食开始计时,服完试餐后 5 分钟、10 分钟、15 分钟及 20 分钟各采集 1 帧,随后每 15 分钟采集 1 帧,每帧采集 60 秒,连续观察 2 小时。若 2 小时放射性计数尚未下降 50%,可继续延长观察时间。在两次采集之间的间歇期,允许患者适当走动,但每次显像的体位必须一致。每个时间点的采集,均同时行前位显像和后位显像,然后取平均值。

(二)液体食物胃排空显像

同样禁食,饮入液体试餐后,以胃区为中心进行动态连续采集,每帧采集 30~60 秒,直至胃内放射性大部分排出为止。最好采用半卧位。

（三）双核素固体-液体食物胃排空显像

同样禁食，一般用 ^{99m}Tc-SC 标记固体食物，^{111}In-DTPA 标记液体食物，先后食入，分别采集两种核素能窗内的信息。

六、胃排空显像的分析

口服放射性标记的固体或液体食物后，用探头对胃内食物进行连续显像，可以清晰显示胃的轮廓及胃内食物随时间的变化。

（1）采用 ROI 技术勾画出胃的轮廓，计算出各时间点全胃内放射性计数，绘出时间-放射性曲线，并按下述公式计算出各时间点的胃排空率。也可将胃区划分为近端胃、远端胃分别计算各自的胃排空率。计算时应行衰减校正和衰变校正。

$$GE_t(\%)=\frac{C_{max}-C_t}{C_{max}}\times100\%$$

式中 GE_t 为时间 t 时的胃排空率；C_{max} 为胃区内最大计数率；C_t 为时间 t 时胃内的计数率（经衰变校正和衰减校正后）。

采用上述方法计算出各时间点的胃排空率，与正常值比较分析胃运动功能情况。

目前常用的方法所测得的胃排空率只是个相对值，而不是绝对值。由于患者是处在禁食、空腹的条件下，因此在检查开始时胃内的胃液容量及检查过程中胃液的生成速度均不能确定，所测得的也仅是服用试餐的相对排空率，即相对于起始状态时的每毫升排空百分率，而不是全胃容量的排空率，即每毫升所排空的绝对容量。因此，某种药物对胃排空的影响也可能仅仅是对胃液生成的影响而导致的，而并不是由于胃动力真正地发生了改变。

（2）如用时间函数图解方式表示每种显像剂的残留放射性（残留率），可以发现混合食物中的液体成分从胃内排空比固体食物快，其排空曲线近似单指数曲线，而固体食物趋近于"0"的形式排空。如果以半对数时间函数方式表示各种食物的胃排空，则可以发现液体食物的胃排空曲线最初表现出迅速下降，无延迟时间，继之呈缓慢单指数形式下降。而固体食物的胃排空曲线的最初部分呈现排出很少或无排出，即最初下降缓慢，存在延迟时间，随后表现出一种类似液体排出的单指数下降。液体食物与固体食物胃排空速度差异的原因尚不清楚，但可以用胃排空生理的差异来解释。液体食物在胃内的最初阶段由于未能受阻而较快地进入十二指肠，故曲线呈现初期下降快，液体食物一旦与固体食物混合后，其排出将缓慢；相反，由于固体食物必须经过消化期，经酸和消化酶作用以及胃的搅磨成粒子状态后，方能与液体部分混合并以同步方式由胃排空（图 2-1）。

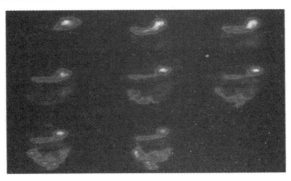

图 2-1　固体食物正常胃排空显像

分别为口服试餐后 0 分钟、15 分钟、30 分钟、45 分钟、60 分钟、90 分钟、120 分钟和 150 分钟时胃排空影像

七、胃排空正常值、异常所见及诊断价值

(一)胃排空正常值

胃排空的正常值受多种因素的影响,主要因素有食物组成、固体食物的标记技术、数据采集和处理方法等。不同的核医学中心应根据各自的方法建立自己的正常值。立位显像时,混合食物胃半排时间正常值分别为:液体(24±7.6)分钟,固体 51±12 分钟。卧位树脂餐的正常人胃半排空时间为(37.25±15.7)分钟。卧位烘鸡蛋餐的胃排空率正常值:餐后 15 分钟为(18.4±8.5)%,60 分钟为(37.2±12.1)%,90 分钟为(46.1±14.9)%,120 分钟为(57.0±12.9)%。

胃排空的正常范围较宽,可以受许多生理因素的影响。研究表明,正常人胃排空时间与下列因素有关:性别(绝经期女性慢于男性)、时间(下午较上午慢)、体位(卧位慢于坐位)和身体状况(运动后加快)。分析胃排空时,考虑到生理因素影响的存在是非常必要的。

明确胃动力障碍症状、检查表现、病理生理机制、治疗方法选择几者之间的关系,一直是胃肠病学家努力的方向。核素胃排空显像因具有无创、定量、符合生理、重复性好的优点,无论用于诊断疾病,还是用于判断和监测治疗效果,都有其独特的优势。

(二)胃排空率延迟

胃排空测定对鉴别胃排空延迟类型有重要意义。胃排空时间延长是由于机械性或功能性梗阻所引起,机械性梗阻多由于解剖学的异常,如幽门肌肉肥厚、溃疡病所致的瘢痕、胃下垂以及肿瘤等,此时胃使固体食物转变成小粒子的能力可能正常,但管腔的狭窄或梗阻可使其流动延缓,其排空较正常明显延迟,而液体食物的排空可以是正常的。

功能性梗阻与胃运动的异常有关,如活动性胃溃疡、非溃疡性消化不良、胃次全切除术后、迷走神经切除术后、反流性胃炎、反流性食管炎、糖尿病胃轻瘫、结缔组织病、甲状腺功能减退症、脑瘤及电解质紊乱等,由于不能产生足够的腔内压力,胃的搅拌和收缩功能均较差,固体和液体食物的排空均较正常延迟,尤以固体食物更为明显。

注入甲氧氯普胺可用以鉴别胃排空类型。如果为机械性梗阻,排空率不增高或仅部分增高;如果为功能性梗阻,排空率则增高,并可以恢复至正常范围以内。

胃排空率加快　发生胃排空率加快可为医源性的原因,如迷走神经切断术后以及幽门成形术后可以出现液体食物排空加快。此外,胃排空率加快也可以见于十二指肠溃疡、萎缩性胃炎、Zollinger-Ellison 综合征、Chagas 病、胰腺功能不足以及甲状腺功能亢进等疾病。

(三)检测食管和胃疾病手术前、后的胃动力变化

手术往往是不可逆的,术前了解胃排空很重要,可以帮助诊断和选择合理的手术方式。术后真正可能是由为排空障碍引起,为了制订进一步的治疗方案,了解胃排空情况具有决定性意义。例如食管癌术后为敌的储存功能消失,进食后食物迅速通过为进入肠道,胃排空加快。

(四)胃动力药物的疗效判断

胃动力药物的发展也更促进了胃排空显像的临床需求,可根据胃排空速度来了解药物的作用。

总之,核素胃排空显像时了解胃动力的一种非常有用的方法,但其表现与各类胃动力异常的机制的关系尚有待进一步研究。与其他的胃排空检查方法比较,本法无须插管且患者受照射量比 X 线照片检查低,具有方法简便、安全、重复性好、能定量以及符合生理状况等特点。

第三章 胃部疾病

第一节 急性胃炎

急性胃炎(acute gastritis)是由各种有害因素引起的胃黏膜的急性炎症,病因多种多样,有人将其分为急性外因性与急性内因性两类,凡致病因子经口进入胃内引起的胃炎称外因性胃炎,包括细菌性胃炎、中毒性胃炎、腐蚀性胃炎、药物性胃炎等;凡有害因子通过血循环到达胃黏膜而引起的胃炎,称内因性胃炎,包括急性传染病合并胃炎、全身性疾病(如尿毒症、肝硬化、肺心病、呼吸衰竭等)合并胃炎、化脓性胃炎、过敏性胃炎和应激性病变。近年来由于内镜的广泛应用,发现应激性病变很常见,是急性上消化道出血的常见病因之一。

一、由细菌引起的胃炎

进食污染细菌或细菌毒素的食物常于进食数小时或 24 小时内发病,常伴有发冷发热、腹痛、恶心呕吐、继而腹部绞痛,出现腹泻,一日内可达数次至十数次,严重者出现脱水、电解质紊乱、酸中毒或休克等。

实验室检查周围血白细胞增加,中性粒细胞增多。内镜检查可见黏膜充血水肿糜烂,有出血点及脓性分泌物,病原学检查是诊断本病的依据,同桌共餐者常同时发病是诊断本病的有力证据。

治疗方面,口服电解质溶液,纠正脱水,止吐,解痉止痛,不能口服者给予静脉补液。此外,应给予抗生素如氨基糖苷类药物包括庆大霉素、阿米卡星等以及喹诺酮类药物如环丙沙星、氧氟沙星等。此外,针刺足三里也可缓解症状。

二、药物性胃炎

用某些药物治疗疾病时可发生胃的刺激症状。能引起胃黏膜损伤的药物常见的有非甾体抗炎药(non-steroidal anti-inflammatory drug, NSAID)如阿司匹林、保泰松、吲哚美辛(消炎痛)、对乙酰氨基酚等及含有这类药物的各类感冒药如激素类、乙醇、抗生素类、组胺类、咖啡因、奎宁、抗肿瘤化疗药、洋地黄、氯化钾、铁剂等。这些药物不但可以引起急性胃炎,同时也可使慢性胃炎加重。有人指出规律性应用阿司匹林者较之不用阿司匹林者胃溃疡的患病率约高 3 倍,阿司匹林至少通过两个主要的机制损害胃黏膜:①破坏胃黏膜屏障。②抑制前列腺素的合成,已经证明前列腺素可以保护胃黏膜免遭许多外源性因素的损害。

临床表现为用药后出现上腹痛、上腹不适,有些患者可出现黑便、呕血等上消化道出血的表现。根据不同的损害程度内镜下可表现为黏膜充血、水肿、糜烂甚至多发浅表溃疡。

对于长期服用阿司匹林等药物的患者应加用替普瑞酮、硫糖铝等胃黏膜保护剂预防。对仅有上腹部症状而无上消化道出血的患者可用质子泵制酸剂或胃黏膜保护剂。对于有上消化道出血的患者应停药,应给予质子泵抑制剂(proton pump inhibitor, PPI)抑酸等治疗。

三、急性腐蚀性胃炎

急性腐蚀性胃炎是由于吞服强酸、强碱或其他腐蚀剂引起。盐酸、硫酸、硝酸、氢氧化钠、氢氧化钾、来苏、过氧乙酸、氯化汞、砷、磷及盘状电池等均可引起腐蚀性胃炎。常伴有食管的损伤。1989年，美国中毒救治中心协会报道的25026例食入强碱患者中，9603例就诊，7例死亡，1890例为中重度损伤。损伤的严重程度取决于所吞食的腐蚀性物质的性质和浓度，如盘状电池含有高浓度的氢氧化钠或氢氧化钾；同时，食入的量也很重要，有自杀意图的患者中严重损伤率高于意外食入者。

病理变化的轻重取决于腐蚀剂的性质、浓度、剂量、空腹与否、有无呕吐及是否得到及时抢救等因素。一般来讲，碱对食管的危害性大于胃，而强酸对胃的损伤大于食管，食入碱性物质引起食管损伤者中，20％的患者伴有胃损伤，而且胃穿孔者也并不少见。主要病理变化为黏膜充血水肿和黏液增多，严重者可发生糜烂、溃疡、坏死，甚至穿孔。

临床表现最早出现的症状为口腔、咽喉、胸骨后及中上腹剧烈疼痛，常伴有吞咽疼痛、咽下困难、频繁的恶心呕吐。严重者可发生呕血、休克，甚至发生食管或胃穿孔。黏膜与腐蚀剂接触后，可产生颜色不同的灼痂。如与硫酸接触后呈黑色痂，盐酸结灰棕色痂，硝酸结深黄色痂，醋酸或草酸结白色痂，强碱使黏膜透明水肿。腐蚀剂吸收后可引起全身中毒症状，如甲酚皂液吸收后可引起肾小管损害，导致肾衰竭；酸类吸收后可致酸中毒引起呼吸困难。在急性后期可逐渐形成食管、贲门或幽门瘢痕性狭窄，并形成萎缩性胃炎。

诊断该病需要详细询问病史，观察唇与口腔黏膜痂的色泽，检测呕吐物的色味及酸碱反应，重要的是收集剩下的腐蚀剂作化学分析，对于鉴定其性质最为可靠。在急性期内禁止作X线钡餐检查，以避免食管、胃穿孔。1个月后可进行X线钡餐检查，了解食管和胃损伤的程度。胃镜检查是一个有争议的问题，主要是上消化道管壁的穿孔，国外有学者认为可在吞服腐蚀剂12～24小时进行，5天后不应再行胃镜检查，因为此时食管壁最薄，有增加穿孔的危险。大多数报道指出，穿孔与使用硬式胃镜有关，胃镜检查的禁忌证是休克、严重的咽喉部水肿和坏死、会厌坏死、严重的呼吸困难、腹膜炎、膈下游离气体和纵隔炎。胃镜检查的优点是为临床治疗和预后估计提供重要的依据，内镜下表现为黏膜水肿、充血、变色、渗出、糜烂和溃疡。

腐蚀性胃炎是一种严重的急性中毒，必须积极抢救。吞服强酸、强碱者可服牛奶、蛋清或植物油，以期保护黏膜，但强碱或强酸对黏膜的破坏作用常常发生在瞬间；对中和剂的作用尚有疑问，如不能用碳酸氢钠中和强酸，以免产生二氧化碳导致腹胀，甚至胃穿孔，同时，中和作用可释放热量，在化学烧伤的基础上增加热烧伤；中和剂还可引起呕吐，进一步损伤食管和气道。洗胃是有争议的方法，如诱发恶心和呕吐，以及导致食管、胃的穿孔。休克时应首先抢救休克，剧痛时可用吗啡、哌替啶镇痛。吞服强酸强碱者严禁洗胃。若有继发感染，应选用抗生素。在病情好转后可施行食管探条或气囊扩张术，以预防食管狭窄。食管严重狭窄而不能进食者，可放置支架或行胃造瘘术。

四、化脓性胃炎

化脓性胃炎是由化脓菌引起的胃壁黏膜下层的蜂窝织炎，故又称急性蜂窝织炎性胃炎

(acute phlegmonous gastritis)，其病情危重，属于临床少见病。男性多见，发病年龄多在 30～60 岁。约 70％的致病菌是溶血性链球菌，其次为金黄色葡萄球菌、肺炎球菌、大肠杆菌及产气荚膜杆菌等。大量饮酒、营养不良、年老体弱、低胃酸或无胃酸，常为此病的诱因。

临床表现通常为急性上腹部疼痛、高热、寒战、恶心，呕吐物常有胆汁，也可吐出脓血样物，虽不多见，但具有诊断价值。患者腹痛较重，多不放射，坐位或前倾体位时疼痛减轻或缓解，为本病的特异症状，与胃穿孔有鉴别意义。查体多有上腹部压痛和肌紧张。可并发胃穿孔、腹膜炎、血栓性门静脉炎及肝脓肿。周围血白细胞增多，以中性粒细胞为主，粪潜血试验可为阳性。典型的腹部 X 线平片检查可见呈斑点状阴影的胃壁内有不规则分布的气泡串。CT 扫描可见有胃壁增厚或胃壁内液体集聚，也可在门静脉内见到气体。内镜检查可见胃黏膜充血或成紫色，由于黏膜下肿块而致胃腔狭窄或呈卵石样。还可见因凝固性坏死而产生的白色渗出液。常规活检组织革兰染色和细菌培养可阳性。

急性化脓性胃炎诊断困难，治疗成功的关键在于早期诊断。应及早给予大剂量抗生素控制感染，纠正休克、水与电解质紊乱等。如病变局限而形成脓肿者，药物治疗无效，当患者全身情况允许时，可行胃部分切除术。

五、中毒性胃炎

能引起胃炎的化学毒物有几十种，常遇到的是 DDV、DDT、砷、汞等，多为误服或自杀。根据毒物的性质与摄入量，可有不同的临床症状，如上腹痛、恶心、呕吐、腹泻、流涎、出汗或头晕，甚至有失水、谵妄、肌肉痉挛及昏迷。根据病史进行诊断，检查患者用过的物品，必要时进行毒物鉴定。

治疗原则：立即清除胃内毒物，充分洗胃；给予解毒剂；辅助治疗为补液、吸氧、给予兴奋剂或镇静剂等。

六、应激性糜烂和溃疡

本病的临床表现为起病较急，多在原发病的病程初期或急性期时，突发上消化道出血，表现为呕血或胃管内引流出鲜血，有黑便。出血常为间歇性，大量出血可引起晕厥或休克，伴贫血。有中上腹隐痛不适或有触痛。发病 24～48 小时检查内镜可发现胃黏膜糜烂、出血或多发的浅表溃疡，尤以胃体上部多见，亦可在食管、十二指肠见到，结肠出血极为罕见。

七、酒精性胃炎

饮酒过量可以引起胃黏膜充血水肿糜烂出血，患者表现为上腹痛、上腹不适、胃灼热、反酸、恶心、呕吐、黑便，症状轻者多在短期内恢复。可以用 H_2 受体阻滞剂或胃黏膜保护剂。伴有酒精中毒者应进行洗胃等治疗。

八、过敏性胃炎

过敏性胃炎是过敏性疾病在胃的一种表现，除胃部症状如恶心、呕吐、上腹痛、食欲不振甚至幽门梗阻及胃出血外，常伴有其他过敏现象，如荨麻疹、神经性水肿、头晕及发热等。Cherallier曾用胃镜观察过一些过敏患者的胃黏膜表现，血管通透性增强，胃黏膜明显水肿，可有糜烂出血。可给予抗过敏药物及对症治疗。

九、急性幽门螺杆菌胃炎

急性幽门螺杆菌胃炎是幽门螺杆菌原发感染引起的急性胃黏膜炎症,临床症状轻微或无症状。少数患者表现急性的上腹痛、恶心、呕吐及腹胀,胃镜检查胃窦部有显著异常,很像胃癌所见改变,组织学检查见有明显的嗜中性粒细胞的浸润、水肿及充血等。患者的症状于数日或数周内消失,经有效的抗生素治疗后,随着幽门螺杆菌的清除,胃炎也得以恢复。

第二节　慢性胃炎

慢性胃炎(chronic gastritis)是指不同病因引起的胃黏膜的慢性炎症性病变,以淋巴细胞和浆细胞的浸润为主,活动期以嗜中性粒细胞浸润为主。病变分布并不均匀。慢性胃炎临床上常见,占接受胃镜检查患者的 80%～90%,随年龄的增长发病率逐渐增高。由于多数慢性胃炎患者无任何症状,因此难以获得确切的患病率。由于幽门螺杆菌(helicobacter pylori,H. pylori)现症感染者几乎均存在慢性胃炎,除 H. pylori 感染外,胆汁反流、药物、自身免疫性因素、自主神经功能紊乱、长期失眠等也可引起慢性胃炎。因此,估计人群中慢性胃炎的患病率高于或略高于 H. pylori 感染率。其患病率与性别的关系不大。

一、分类

早在 1728 年,Stahl 首先提出慢性胃炎的概念。1990 年,第九届世界胃肠病学大会上 Misiewicz 等提出了新的胃炎分类法,又称悉尼胃炎分类法。1996 年悉尼系统根据多方的建议进行了一次修订。此分类法是由组织学和内镜两部分组成,组织学以病变为核心,确定 3 种基本诊断:①急性胃炎。②慢性胃炎。③特殊类型胃炎。而以病因学和相关因素为前缀,组织形态学描述为后缀,并对肠上皮化生、炎症的活动性、炎症、腺体萎缩及 H. pylori 感染分别给予程度分级(分为无、轻、中、重四级)。内镜部分以肉眼所见描述为主,如充血、水肿、黏膜易脆、渗出、扁平糜烂、隆起糜烂、皱襞萎缩或增粗、结节状、黏膜下血管显露、黏膜内出血等,分别区分病变程度,并确定 7 种内镜下的胃炎诊断,包括红斑渗出性胃炎、平坦糜烂性胃炎、隆起糜烂性胃炎、萎缩性胃炎、出血性胃炎、胃肠反流性胃炎和皱襞肥厚性胃炎。悉尼分类把病因、相关病原、组织学(包括 H. pylori)及内镜均纳入诊断,使诊断更为全面完整,有利于胃炎的临床与病理研究的标准化,但还存在一些问题有待解决。

2002 年,日本胃炎研究会公布了日本的慢性胃炎分类标准,包括基本分型、内镜分级及诊断标准两部分。2005 年,国际萎缩胃炎研究小组提出了如下不同于新悉尼胃炎系统的胃黏膜炎性反应和萎缩程度的分期标准,此后国际工作小组总结成为 OLGA 分级分期评估系统(表3-1)。该系统不同于新悉尼胃炎分类系统,而旨在将慢性胃炎的病理组织学、临床表现和癌变危险联系起来分析。但其是否适合于目前我国的临床工作,尚待研究。

1982 年我国慢性胃炎学术会将慢性胃炎分为浅表性胃炎与萎缩性胃炎两种类型。

表 3-1 胃黏膜萎缩程度分期

组别	胃体			
	无萎缩(0 分)	轻度萎缩(1 分)	中度萎缩(2 分)	重度萎缩(3 分)
胃窦无萎缩(0 分)	0 期	Ⅰ 期	Ⅱ 期	Ⅱ 期
胃窦轻度萎缩(1 分)	Ⅰ 期	Ⅱ 期	Ⅱ 期	Ⅲ 期
胃窦中度萎缩(2 分)	Ⅱ 期	Ⅱ 期	Ⅲ 期	Ⅳ 期
胃窦重度萎缩(3 分)	Ⅲ 期	Ⅲ 期	Ⅳ 期	Ⅳ 期

2000 年中华医学会消化病学分会在江西井冈山举行慢性胃炎研讨会,提出了慢性胃炎分类的共识意见:内镜下慢性胃炎分为浅表性胃炎,又称非萎缩性胃炎和萎缩性胃炎两种类型,如同时存在平坦糜烂、隆起糜烂或胆汁反流,则诊断为浅表性或萎缩性胃炎伴糜烂或伴胆汁反流。病变的分布及范围包括胃窦、胃体及全胃。同时提出了病理组织学诊断标准。中华医学会消化内镜学分会 2003 年 9 月于大连召开了全国慢性胃炎专题讨论会,公布了慢性胃炎的内镜分型分级标准试行意见。根据内镜下表现将慢性胃炎分为浅表性胃炎、糜烂性胃炎、出血性胃炎和萎缩性胃炎四种类型,又根据病变的数量、程度或范围分别分为 Ⅰ、Ⅱ、Ⅲ 级。该试行意见对取材部位、病理诊断标准、活动性判断、H. pylori 诊断要求仍延续 2000 年消化病学会井冈山分级标准实行。上述分类标准在使用过程中也出现了很多争论,尤其是慢性病变内镜特征的特异性不强,在使用过程中容易出现与急性病变以及血管性病变相混淆。

2006 年中华医学会消化病学分会在上海召开了全国慢性胃炎研讨会,通过了《中国慢性胃炎共识意见》,对慢性胃炎的临床诊断、病理诊断、防治、随访等问题均进行了详尽的阐述。根据该共识,慢性胃炎分为非萎缩性胃炎和萎缩性胃炎两类,按照病变的部位分为胃窦胃炎、胃体胃炎和全胃炎。有少部分是特殊类型胃炎,如化学性胃炎、淋巴细胞性胃炎、肉芽肿性胃炎、嗜酸细胞性胃炎、胶原性胃炎、放射性胃炎、感染性(细菌、病毒、霉菌和寄生虫)胃炎和Menetrier 病。近年来,国际上有关慢性胃炎的诊疗出现了某些新进展,慢性胃炎的分级分期评估系统(operative link for gastritis assessment,OLGA)、欧洲《胃癌癌前状态处理共识意见》、Maastricht Ⅳ 共识提出幽门螺杆菌(H. pylori)与慢性胃炎和胃癌的关系及根除 H. pylori 的作用、慢性胃炎内镜和病理诊断手段的进步等,中华医学会消化病学分会于 2012 年在上海再次召开全国慢性胃炎诊治共识会议,通过了最新版的《中国慢性胃炎共识意见》,较 2006 年的共识意见有较多的概念更新,更有利于临床普及应用。

二、病因和发病机制

慢性胃炎的病因未完全阐明,现已明确 H. pylori 感染为慢性胃炎的最主要的病因,有人将其称为 H. pylori 相关性胃炎,而其他物理性、化学性及生物性有害因素长期反复作用于易感人体也可引起本病。

(一)H. pylori 感染

螺杆菌属细菌目前已有近 40 种,新的细菌还在不断发现中。除 H. pylori 外,现已发现海尔曼螺杆菌(Helicobacter heilmannii)感染也会引起慢性胃炎。在慢性胃炎患者中,海尔曼螺

杆菌的感染率为 $0.15\% \sim 0.20\%$。与 H. pylori 感染相比,海尔曼螺杆菌感染者胃黏膜炎性反应程度较轻,根除海尔曼螺杆菌也可使胃黏膜炎性反应消退。海尔曼螺杆菌感染也可引起胃黏膜相关淋巴样组织(mucosa associated lymphoid tissue,MALT)淋巴瘤。

（二）免疫因素

慢性萎缩性胃炎患者的血清中能检出壁细胞抗体(PCA),伴有恶性贫血者还能检出内因子抗体(IFA)。壁细胞抗原和 PCA 形成的免疫复合物在补体参与下,破坏壁细胞。IFA 与内因子结合后阻滞维生素 B_{12} 与内因子结合,导致恶性贫血。

（三）胆汁反流

胆汁反流也是慢性胃炎的病因之一。幽门括约肌功能不全导致胆汁反流入胃,后者削弱或破坏胃黏膜屏障功能,使胃黏膜遭到消化液作用,产生炎性反应、糜烂、出血和上皮化生等病变。这种慢性胃炎又称为胆汁反流性胃炎,好发生于胃窦部。

（四）药物

非甾体抗炎药(NSAID)如阿司匹林和保泰松可引起胃黏膜糜烂,糜烂愈合后可遗留有慢性胃炎。

（五）物理因素

长期饮浓茶、烈酒、咖啡、过热、过冷、过于粗糙的食物,均可导致胃黏膜的损害。

（六）遗传因素

Varis 和 Siurala 发现恶性贫血的一级亲属 A 型胃炎的发病率明显高于一般人群,严重萎缩性胃炎发生的危险性是随机人群的 20 倍,他们认为其中起作用的是一常染色体显形遗传基因。对 B 型胃炎的研究发现也有家庭聚集现象。说明人体的遗传易感性在慢性胃炎的发病中起着一定的作用。

三、病理

慢性胃炎的病理变化主要局限于黏膜层,有一系列基本病变。根据病变程度的不同可分为非萎缩性胃炎和萎缩性胃炎。

（一）萎缩的定义

胃黏膜萎缩是指胃固有腺体减少,组织学上有两种类型:①化生性萎缩:胃黏膜固有层部分或全部由肠上皮腺体组成。②非化生性萎缩:胃黏膜层固有腺体数目减少,被纤维组织或纤维肌性组织或炎症细胞(主要是慢性炎症细胞)取代。肠化生不是胃固有腺体,因此,尽管胃腺体数量未减少,但也属萎缩。

（二）组织学分级标准

有 5 种组织学变化要分级(H. pylori 感染、慢性炎症反应、活动性、萎缩和肠化),分成无、轻度、中度和重度四级(0、+、++、+++)。标准如下述,建议与悉尼系统的直观模拟评分法(visual analogue scale)并用(图 3-1),病理检查要报告每块活检标本的组织学变化。

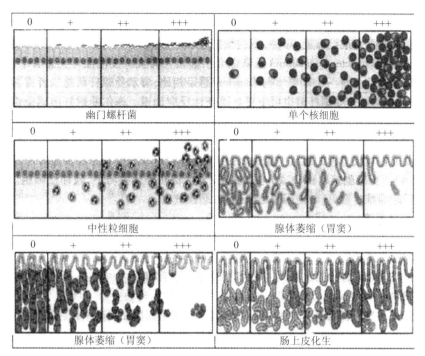

图3-1 直观模拟评分法

1. H. pylori 感染　观察胃黏膜黏液层、表面上皮、小凹上皮和腺管上皮表面的 H. pylori。无：特殊染色片上未见 H. pylori；轻度：偶见或小于标本全长 1/3 有少数 H. pylori；中度：H. pylori分布超过标本全长 1/3 而未达 2/3 或连续性、薄而稀疏地存在于上皮表面；重度：H. pylori成堆存在，基本分布于标本全长。肠化黏膜表面通常无 H. pylori 定植，宜在非肠化处寻找。对炎症明显而 HE 染色切片未找见 H. pylori 的，要作为特殊染色仔细寻找，推荐用较简便的 Giemsa 染色，也可按各病理室惯用的染色方法。

2. 慢性炎症反应（单个核细胞浸润）　根据黏膜层慢性炎症细胞的密集程度和浸润深度分级。无：单个核细胞（包括光学显微镜下无法区分的淋巴细胞、浆细胞等）每高倍视野中不超过 5 个，如数量略超过正常而内镜下无明显异常，病理可诊断为基本正常；轻度：慢性炎症细胞较少并局限于黏膜浅层，不超过黏膜的 1/3；中度：慢性炎症细胞较密集，不超过黏膜层 2/3；重度：慢性炎症细胞密集，占据黏膜全层。计算密集程度时要避开淋巴滤泡及其周围的小淋巴细胞区。

3. 活动性　指慢性炎症背景上有中性粒细胞浸润。无：慢性炎性背景上有中性粒细胞浸润。轻度：黏膜固有层有少数中性粒细胞浸润；中度：中性粒细胞较多存在于黏膜层，可见于表面上皮细胞、小凹上皮细胞或腺管上皮内；重度：中性粒细胞较密集，或除中度所见外还可见小凹脓肿。

4. 萎缩　萎缩程度以胃固有腺减少各 1/3 来计算。无：固有腺体数无减少；轻度：固有腺体数减少不超过原有腺体的 1/3；中度：固有腺体数减少介于原有腺体 1/3～2/3；重度：固有腺体数减少超过 2/3，仅残留少数腺体，甚至完全消失。局限于胃小凹区域的肠化不能算萎缩。黏膜层如出现淋巴滤泡不算萎缩，要观察其周围区域的腺体情况来决定。一切原因引起黏膜损伤的病理过程都可造成腺体数量减少，如溃疡边缘取的活检，不一定就是萎缩性胃炎。切片中未见到黏膜肌层者，失去了判断有无萎缩的依据，不能"推测"诊断。

5.肠化　无:无肠化;轻度:肠化区占腺体和表面上皮总面积 1/3 以下;中度:占 1/3~2/3;重度:占 2/3 以上。用组织化学和酶学方法可将肠化分为四型,Ⅰ型:为小肠型完全肠化,此型占肠化的多数,由小肠杯状细胞、吸收细胞及帕内特细胞组成,与正常小肠上皮相似;Ⅱ型:为小肠型不完全肠化,由黏液柱状细胞和杯状细胞组成,无成熟的吸收细胞及帕内特细胞;Ⅲ型:为大肠型完全肠化,由大肠吸收细胞及杯状细胞构成,无帕内特细胞;Ⅳ型:为大肠型不完全肠化,主要由柱状细胞及杯状细胞组成,无成熟的吸收细胞及帕内特细胞。过去曾有学者认为,肠化生亚型中的小肠型和完全型肠化生无明显癌前病变意义,而大肠型肠化生的胃癌发生危险性显著增高,从而引起临床的重视。但近年资料显示其预测胃癌价值有限,现更强调重视肠化生范围,范围越广,其发生胃癌的危险性越高。

（三）其他组织学特征

不需要分级的组织学变化出现时需注明。分为非特异性和特异性两类,前者包括淋巴滤泡、小凹上皮增生、胰腺化生和假幽门腺化生等;后者包括肉芽肿、聚集的嗜酸性粒细胞浸润、明显上皮内淋巴细胞浸润和特异性病原体等。假幽门腺化生是泌酸腺萎缩的指标,判断时要核实取材部位。胃角部活检见到黏液分泌腺的不宜诊断为假幽门腺化生。

（四）上皮内瘤变

多年来应用"异型增生"表示胃癌的癌前病变,也称不典型增生。胃小凹处上皮常可发生增生,增生的上皮和肠化上皮可发生发育异常,表现为不典型的上皮细胞,核增大失去极性,增生的细胞拥挤而有分层现象,黏膜结构紊乱,有丝分裂象增多。近年来改为"上皮内瘤变"。异型增生分为轻度、中度和重度,上皮内瘤变分为低级别和高级别。异型增生和上皮内瘤变是同义词,后者是 WHO 国际癌症研究协会推荐使用的术语。目前国际上对此术语的应用和国内对术语的采用及译法意见并未完全统一。

四、临床表现

慢性胃炎病程迁延,大多无明显症状,而部分有消化不良的症状。可有上腹饱胀不适,以进餐后为甚,有无规律性隐痛、嗳气、反酸、烧灼感、食欲不振、恶心、呕吐等。与功能性消化不良患者在临床表现和精神心理状态上无显著差异。部分慢性胃炎患者可同时存在胃食管反流病和消化道动力障碍,尤其在一些老年患者,其下食管括约肌松弛和胃肠动力障碍尤为突出。少数可有上消化道出血的表现,一般为少量出血。A 型胃炎可出现明显厌食和体重减轻,可伴有贫血。慢性胃炎患者缺乏特异性体征。在有典型恶性贫血时,可出现舌炎、舌萎缩和周围神经病变如四肢感觉异常,特别是两足。不同内镜表现和病理组织学结果的患者症状无特异性,且症状的严重程度与内镜所见和病理组织学分级无明显相关性。

五、胃镜和实验室检查

（一）胃镜及活组织检查

胃镜下肉眼所见的黏膜变化与病理检查结果结合是慢性胃炎最可靠的诊断方法。萎缩性胃炎的诊断目前仍主要依靠病理检查才能确诊。活检病理的诊断价值更大。

内镜下将慢性胃炎分为慢性非萎缩性胃炎(即以往所称的浅表性胃炎)及慢性萎缩性胃炎两大基本类型,如同时存在平坦糜烂、隆起糜烂、出血、粗大黏膜皱襞或胆汁反流等征象,则可诊断为慢性非萎缩性胃炎或慢性萎缩性胃炎伴糜烂、胆汁反流等。慢性非萎缩性胃炎内镜下可见黏膜红斑(点状、片状、条状),黏膜粗糙不平,黏膜出血点/斑,黏膜水肿及充血渗出等基本表现。而其中糜烂性胃炎有 2 种类型,即平坦型和隆起型,前者表现为胃黏膜有单个或多个糜烂灶,其大小从针尖样到最大径数厘米不等;后者可见单个或多个疣状、膨大皱襞状或丘疹样隆起,最大径为 5～10mm,顶端可见黏膜缺损或脐样凹陷,中央有糜烂。慢性萎缩性胃炎内镜下可见黏膜红白相间以白为主,皱襞变平甚至消失,部分黏膜血管显露;以及黏膜呈颗粒或结节状等基本表现。萎缩性胃炎内镜所见有 2 种类型,即单纯萎缩和萎缩伴增生。前者主要表现为黏膜红白相间以白为主、血管显露、皱襞变平甚至消失,后者主要表现为黏膜呈颗粒或小结节状。特殊类型胃炎的内镜诊断,必须结合病因和病理做出。

根据病变分布,内镜下慢性胃炎可分为胃窦炎、胃体炎、全胃炎胃窦为主或全胃炎胃体为主。目前难以根据内镜所见作慢性胃炎严重程度的分级。主要是现有内镜分类存在人为主观因素或过于烦琐等缺点。合理而实用的分级有待进一步研究。

放大胃镜结合染色,能清楚地显示胃黏膜微小结构,对胃炎的诊断和鉴别诊断及早期发现上皮内瘤变和肠化具有参考价值。目前亚甲基蓝染色结合放大内镜对肠化和上皮内瘤变仍保持了较高的准确率。苏木精、靛胭脂染色也显示了对于上皮内瘤变的诊断作用。内镜电子染色技术结合放大内镜对于慢性胃炎以及胃癌前病变具有较高的敏感度和特异度,但其具体表现特征及分型尚无完全统一的标准。共聚焦激光显微内镜等光学活组织检查技术对胃黏膜的观察可达到细胞水平,能够实时辨认胃小凹、上皮细胞、杯状细胞等细微结构变化,对慢性胃炎的诊断和组织学变化分级(慢性炎性反应、活动性、萎缩和肠化)具有一定的参考价值。同时,光学活检可选择性对可疑部位进行靶向活检,有助于提高活检取材的准确性。

活检取材方法:活检取材块数和部位由内镜医师根据需要决定,取 2 块或更多。由于慢性胃炎时炎性反应程度、腺体肠化、腺体萎缩、间质增生等病理组织学变化是不均匀分布的,因此,对于胃镜活检需要具备一定基本条件。①胃镜活检钳的直径需＞2mm(因为胃黏膜一个小区的宽度为 1.5mm,深度为 1.5mm),可采用全(或半)张开活检钳方法活检。②活检组织拉出胃镜镜筒后立刻放入固定液(10 秒内为佳,以免干燥影响制片,固定液为中性缓冲 4％甲醛溶液)。③病理科在包埋组织时需确认黏膜的表面与深面,确保切片后可以观察到黏膜全层;否则,将失去判断有无萎缩的基本条件。活检组织取出后尽快固定,包埋应注意方向性。有条件时,活检可在色素或电子染色放大内镜引导下进行。活检重点部位应位于胃窦、胃角、胃体小弯侧及可疑病灶处。不同部位的标本须分开装瓶,并向病理科提供取材部位、内镜所见和简要病史。

(二)H. pylori 检测

对慢性胃炎患者作 H. pylori 检测是必要的。目前 H. pylori 检测包括侵入性和非侵入性两类。侵入性方法依赖胃镜活检,包括快速尿素酶试验(RUT)、胃黏膜直接涂片染色镜检、胃黏膜组织切片染色(如 HE、Warthin-Starry 银染、改良 Giemsa 染色、甲苯胺蓝染色、吖啶橙染色、免疫组化染色等)镜检、细菌微需氧环境下培养、基因方法检测(如 PCR、寡核苷酸探针杂交、基因芯片检测等)。非侵入性检测方法不依赖胃镜检查,包括[13]C-或[14]C-尿素呼气试验(UBT)、粪便中 H. pylori 抗原检测(H. pylori SA,依检测抗体分为单克隆、多克隆抗体检测)、血清 H. pylori 抗体测定等。符合下述 3 项之一,可诊断为 H. pylori 现症感染:①胃黏膜组织 RUT、组织切片染色或培养结果 3 项中任一项阳性。②[13]C-或[14]C-UBT 阳性。③H. pylori SA 检测(经临床验证的单克隆抗体法)阳性。血清 H. pylori 体检测(经临床验证、准确性高的试剂)阳性提示曾经感染,从未治疗者可视为现症感染。根除治疗后的判断应在根除治疗结束至少 4 周后进行,首选方法为 UBT。符合下述 3 项之一,可判断为 H. pylori 根除:①^{13}C-或^{14}C-UBT 阴性。②H. pylori SA 检测阴性。③基于胃窦、胃体两个部位取材的 RUT 均阴性。

(三)血清学检查

A 型胃炎时血清胃泌素水平常明显升高,在有恶性贫血时更甚。血清中可测得抗壁细胞抗体(约 90%)和抗内因子抗体(约 75%),维生素 B$_{12}$ 水平明显低下。B 型胃炎时血清胃泌素水平的下降视 G 细胞的破坏程度而定。血清中也可有抗壁细胞抗体的存在(约 30%),但滴度低。在慢性胃炎中,胃体萎缩者血清胃泌素 G17 水平显著升高,胃蛋白酶原Ⅰ或胃蛋白酶原Ⅰ/Ⅱ比值降低;胃窦萎缩者,前者降低,后者正常;全胃萎缩者则两者均降低。血清胃泌素 G17 及胃蛋白酶原Ⅰ和Ⅱ的检测有助于胃黏膜萎缩的有无和萎缩部位的判断。

(四)胃液分析

A 型胃炎均有胃酸缺乏,病变弥漫而严重者,用五肽胃泌素实验无胃酸分泌。B 型胃炎不影响胃酸分泌,有时反而增多,但如有大量 G 细胞丧失,则胃酸分泌降低。由于本检查操作复杂,有一定痛苦,目前已较少应用。

(五)X 线检查

由于胃镜检查的广泛应用,临床上已较少使用 X 线检查来诊断胃炎。相当一部分患者作气钡双重对比造影时并无异常改变,或在萎缩性胃炎时见有黏膜皱襞相对平坦和减少;胃窦炎症时可见局部痉挛性收缩、皱襞增粗、迂曲等。

(六)维生素 B$_{12}$ 吸收试验

在使体内维生素 B$_{12}$ 饱和后,给口服分别装有^{58}Co-维生素 B$_{12}$,以及^{57}Co-维生素 B$_{12}$内因子复合物的胶囊,并同时开始收集 24 小时尿液,分别测定尿中^{58}Co 和^{57}Co 的排出率。正常人两者的排出率都超过 10%,若内因子缺乏,则尿中^{58}Co 低于 5%,而^{57}Co 仍正常。

六、诊断和鉴别诊断

确诊主要依靠胃镜检查和胃黏膜活检病理检查,以后者更为重要。同时还必须除外溃疡病、胃癌、慢性肝病及慢性胆囊病。应用上述各种方法检测有无 H. pylori 感染。如怀疑为 A 型胃炎,应检测血中抗壁细胞抗体、内因子抗体,合并恶性贫血时可发现巨幼细胞性贫血,应作血清维生素 B$_{12}$ 测定和维生素 B$_{12}$ 吸收试验。血清胃泌素 G17 以及胃蛋白酶原Ⅰ和Ⅱ的检测有助于胃黏膜萎缩的有无和萎缩部位的判断。

七、治疗

目前慢性胃炎尚无特效疗法,治疗目的是缓解症状和改善胃黏膜组织学。慢性胃炎消化不良症状的处理与功能性消化不良相同。无症状、H. pylori 阴性的慢性非萎缩性胃炎无须特殊治疗;但对慢性萎缩性胃炎,特别是严重的慢性萎缩性胃炎或伴有上皮内瘤变者应注意预防其恶变。

(一)一般治疗

避免引起急性胃炎的因素,如戒烟酒,避免服用对胃有刺激的食物和药物如 NSAID 等。

（二）饮食治疗

原则是多次少餐，软食为主，避免生冷及刺激性食物，更重要的是根据患者的饮食习惯和多年经验，总结出一套适合本人的食谱。

（三）药物治疗

对未能检出的慢性胃炎，应分析其病因。如因非甾体抗炎药引起，应立即停服；有烟酒嗜好者，应予戒除。

有胃黏膜糜烂和（或）以反酸、上腹痛等症状为主者，抗酸或抑酸治疗对愈合糜烂和消除上述症状有效。可根据病情或症状严重程度选用抗酸剂、H_2 受体拮抗剂或 PPI。某些患者选择适度抑酸治疗可能更经济且不良反应较少。以上腹饱胀、恶心或呕吐等为主要症状者可用促动力药，如莫沙必利、盐酸伊托必利和多潘立酮等，可改善上述症状，并可防止或减少胆汁反流。伴胆汁反流者则可应用促动力药和（或）有结合胆酸作用的胃黏膜保护剂，如铝碳酸镁制剂，可增强胃黏膜屏障并可结合胆酸，从而减轻或消除胆汁反流所致的胃黏膜损害。其他胃黏膜保护剂如硫糖铝、替普瑞酮、吉法酯、瑞巴派特、依卡倍特等可改善胃黏膜屏障，促进胃黏膜糜烂愈合，但对症状改善作用尚有争议。在排除了胃排空迟缓引起的饱胀、胃出口梗阻、胃黏膜屏障减弱或胃酸过多导致的胃黏膜损伤（如合并有消化性溃疡和较重糜烂等）情况下，可针对进食相关的腹胀、纳差等消化不良症状而应用消化酶制剂（如复方阿嗪米特、米曲菌胰酶、各种胰酶制剂等）缓解相应症状。有明显精神心理因素及睡眠障碍的慢性胃炎患者，如常规治疗无效和疗效差者，可用抗抑郁药或抗焦虑药。

萎缩性胃炎以对症处理为主，伴恶性贫血者可给予维生素 B_{12} 和叶酸；有肠化生者可给予中药胃复春及维生素等。

八、转归、预后、随访及预防

慢性胃炎的转归包括逆转、持续稳定和病变加重状态。多数慢性非萎缩性胃炎患者病情较稳定，特别是不伴有 H. pylori 持续感染者。某些患者随着年龄增加，因衰老而出现萎缩等组织病理学改变，更新的观点认为无论多大年龄，持续 H. pylori 感染可能导致慢性萎缩性胃炎。慢性萎缩性胃炎多数稳定，但中重度者不加任何干预则可能进一步发展。反复或持续 H. pylori 感染、不良饮食习惯等均为加重胃黏膜萎缩和肠化的潜在因素。水土中含过多硝酸盐和亚硝酸盐、微量元素比例失调、吸烟、长期饮酒，缺乏新鲜蔬菜与水果及所含的必要营养素，经常食用霉变、腌制、熏烤和油炸食品等快餐食物，过多摄入食盐，有胃癌家族史，均可增加慢性萎缩性胃炎患病风险或加重慢性萎缩性胃炎甚至增加癌变的可能。慢性萎缩性胃炎常合并肠化，少数出现上皮内瘤变，伴有上皮内瘤变者发生胃癌的危险性有不同程度的增加。经历长期的演变，少数病例可发展为胃癌。低级别上皮内瘤变大部分可逆转而较少恶变为胃癌。

部分 H. pylori 相关性胃炎（＜20％）可发生消化性溃疡：以胃窦炎性反应为主者易发生十二指肠溃疡，而多灶萎缩者易发生胃溃疡。部分慢性非萎缩性胃炎可发展为慢性萎缩性胃炎。

一般认为，中、重度慢性萎缩性胃炎有一定的癌变率。为了既减少胃癌的发生，又方便患者且符合医药经济学要求，活检有中至重度萎缩并伴有肠化的慢性萎缩性胃炎 1 年左右随访 1 次，不伴有肠化或上皮内瘤变的慢性萎缩性胃炎可酌情内镜和病理随访。伴有低级别上皮内瘤变并证明此标本并非来自癌旁者，根据内镜和临床情况缩短至 6 个月左右随访 1 次；而高级别上皮内瘤变须立即确认,证实后采取内镜下治疗或手术治疗。

为了便于对病灶监测、随访,有条件时可考虑进行胃黏膜定标活检(mucosa target biopsy,MTB)。该技术采用胃黏膜定标活检钳和定标液对活检部位进行标记定位,同时取材活检,可对可疑病变进行准确定位和长期随访复查。糜烂性胃炎建议的定标部位为病灶处,慢性萎缩性胃炎的定标部位为胃窦小弯、胃窦大弯、胃角、胃体小弯、胃体大弯及病灶处。但需指出的是,萎缩病灶本身就呈"灶状分布",原定标部位变化不等于未定标部位变化。不能简单拘泥于与上次活检部位的一致性而忽视了新发病灶的活检。目前认为萎缩或肠化的范围是判断严重程度的重要指标,这是定标活检所不能反映的。

较多研究发现,感染有促进慢性萎缩性胃炎发展为胃癌的作用。根除可以明显减缓癌前病变的进展,并有可能减少胃癌发生的危险。新近发表的一项根除 H. pylori 后随访14.7年的研究报告称,H. pylori 根除治疗组(1130例)和安慰剂组(1128例)的胃癌发生率分别是3.0%和4.6%。根除对于轻度慢性萎缩性胃炎将来的癌变具有较好的预防作用。根除 H. pylori 对于癌前病变病理组织学的好转有利。

某些具有生物活性功能的维生素,如维生素 C 以及微量元素硒可能降低胃癌发生的危险度。对于部分体内低叶酸水平者,适量补充叶酸可改善慢性萎缩性胃炎病理组织状态而减少胃癌的发生。虽然某些报道认为环氧合酶-2(COX-2)抑制剂有一定降低胃癌发生的作用,但鉴于存在诱发心血管事件发生的可能,不主张在一般人群中应用。

第三节　特殊类型慢性胃炎或胃病

一、疣状胃炎

疣状胃炎又称痘疹状胃炎,它常和消化性溃疡、浅表性或萎缩性胃炎等伴发,亦可单独发生。主要表现为胃黏膜出现弥漫性、多个疣状、膨大皱襞状或丘疹样隆起,直径 5~10mm,顶端可见黏膜缺损或脐样凹陷,中心有糜烂,隆起周围多无红晕,但常伴有大小相仿的红斑,以胃窦部多见,可分为持续型及消失型。病因尚不明确,可能与免疫因素、淋巴细胞浸润有关,制酸治疗有一定效果。

二、淋巴细胞性胃炎

淋巴细胞性胃炎也称胃假性淋巴瘤(pseudolymphoma)、反应性淋巴滤泡性胃炎、灶性淋巴组织增生。是胃黏膜局限性或弥漫性淋巴细胞明显增生的良性疾病。局限性者,胃底腺区或移行区皱襞肥厚呈脑回状、结节状,多数中心伴有溃疡,和恶性淋巴瘤相似。弥漫型者病变主要在胃窦,黏膜糜烂或浅表溃疡,类似于Ⅱc型早期胃癌。组织学见黏膜层和黏膜下层淋巴细胞增生,形成淋巴滤泡,可累及胃壁全层,胃固有腺体减少,表面常形成糜烂。本病诊断常在手术后做出,活检诊断应特别慎重,因为其与 MALT 淋巴瘤极易混淆,鉴别需要以免疫组化淋巴瘤基因重排检测。本病可能与免疫反应有关,一项较大样本(51例)的多中心研究表明阳性的淋巴细胞性胃炎在根除 H. pylori 后绝大多数(95.8%)患者的胃炎得到显著改善,而服用奥美拉唑或安慰剂的对照组仅53.8%得到改善,未改善者在根除 H. pylori 后均得到改善。提示 H. pylori 阳性的淋巴细胞性胃炎根除治疗对部分患者有效。如与恶性淋巴瘤难以区分时,应行手术治疗。

三、Menetrier 病

Menetrier 病又称巨大胃黏膜肥厚症,病因不明。常见于 50 岁以上男性。临床表现有上腹痛、体重减轻、水肿、腹泻。无特异性体征,可有上腹部压痛,水肿,贫血。粪隐血试验常阳性。内镜可见胃底胃体部黏膜皱襞巨大、曲折迂回成脑回状,有的呈结节状或融合为息肉样隆起,大弯侧较明显,皱襞嵴上可有多发性糜烂或溃疡。组织学显示胃小凹增生、延长,伴明显囊状扩张,炎症细胞浸润不明显。胃底腺主细胞和壁细胞相对减少,代之以黏液细胞化生,造成低胃酸分泌。由于血浆蛋白经增生的胃黏膜漏入胃腔,可有低蛋白血症。蛋白质丢失如持续而加重,可能需要全胃切除。近年来,已有若干 H. pylori 阳性 Menetrier 病在根除 H. pylori 后得到缓解或痊愈的报道。目前已将检测和根除 H. pylori 作为 Menetrier 病处理的策略之一。

四、自身免疫性胃炎

自身免疫性胃炎是发生在自身免疫基础上以胃体黏膜炎性反应和萎缩为病理特征的胃炎。在遗传易感个体,感染可激活胃 $CD4^+$ Th1 淋巴细胞,后者可交叉识别蛋白和壁细胞 H^+-K^+-ATP 酶共享的表位(epitope),即通过分子模拟机制,参与胃自身免疫。H. pylori 在自身免疫性胃炎的早期阶段起作用;发生萎缩前,根除 H. pylori 有望在一定程度上治愈自身免疫性胃炎。

五、Russell 小体胃炎

Russell 小体胃炎是一种罕见的以胃黏膜中胞质富含 Russell 小体(PAS 染色阳性)的浆细胞浸润为特征的胃炎。该型胃炎可并发胃溃疡,组织学上需与印戒细胞癌和 MALT 淋巴瘤鉴别。根除 H. pylori 可使多数 Russell 小体胃炎好转。

六、门脉高压性胃病

肝硬化失代偿期合并门脉高压者所引起胃黏膜的病变称为门脉高压性胃病(portal hypertensive gastropathy,PHG)。由于胃黏膜血流量减少,易受酒精、阿司匹林、胆汁等攻击因素的损害,从而导致急性胃黏膜病变,糜烂、充血和出血是 PHG 常见的临床表现。内镜下门脉高压性胃病病变的程度可分为轻、中、重三度。具体包括:①轻度:胃黏膜呈现细小粉红色斑点,类似猩红热样皮疹,黏膜皱褶处呈剥脱样红色改变,并有红白相间的网状结构样分隔,即蛇皮样改变;②中度:在蛇皮样改变的基础上,出现樱桃样红斑,外周附以白色或黄色网状样物质,但无出血点;③重度:胃黏膜可见大片红斑区,有明显出血点,并可发展为弥漫性出血的融合病变。有效降低门脉压力是预防和治疗 PHG 的可靠方法。

七、其他

(一)残胃炎

行胃大部切除后,特别是 Billroth Ⅱ式手术者,易发生残胃和吻合口底炎症,这可能是胆汁反流、缺乏胃泌素的细胞营养作用等因素造成。内镜下多数呈充血水肿,黏膜染有胆汁或有糜烂渗出等,少数见息肉样隆起。部分患者在这基础上可并发残胃癌。治疗可给予胃动力药如西沙比利、多潘立酮等,以及硫糖铝、铝碳酸镁等。反流严重者需改作 Roux-en-Y 转流术。

（二）肉芽肿性胃炎

肉芽肿性胃炎是胃黏膜层或深层的慢性肉芽肿性疾病,可见于结核、梅毒、真菌感染、Crohn 病及结节病。病变以胃窦部多见,当胃黏膜溃疡和胃排空障碍时可出现相关症状,深部胃黏膜活检有助于诊断。

（三）嗜酸性细胞胃炎

临床少见,与过敏或免疫机制有关,病变常在胃窦部,可出现黏膜溃疡、结节和皱襞突起。肌层受侵犯时胃窦部僵硬狭窄和排空延迟,浆肌层受累可引起腹膜炎和腹水。胃黏膜活检见嗜酸细胞浸润,外周血嗜酸细胞增多,本病常有局限性,肾上腺皮质激素治疗有效。

第四节 应激性溃疡

应激性溃疡(stress ulcer,SU)又称急性出血及糜烂性胃炎,近年来统称为急性胃黏膜病变(acute gastric mucosa lesion,AGML),是指在应激状态下,胃和十二指肠以及偶尔在食管下端发生的黏膜糜烂和溃疡,从而引起上消化道出血为主要临床特征的疾病,是上消化道出血最常见的原因是之一,约占上消化道出血的 20%。临床主要表现是难以控制的出血,多数人发生在发病的第 2～15 天,其预后取决于原发疾病的严重程度。SU 发病率因病因和统计方法不同,文献报道差异很大。临床研究报道,SU 发生率在重型颅脑损伤后为 40%～80%,脑出血后为 14%～76%,脊髓损伤后为 2%～20%,尸检发现中枢神经系统疾病患者 SU 发生率为 12%,是非神经系统疾病患者的 2 倍。

一、病因

1.严重全身性感染　如见于链球菌、葡萄球菌、革兰阴性杆菌和厌氧菌等所致的败血症或脓毒血症。尤其是伴感染性休克或器官衰竭时,由于组织缺血缺氧更易发生溃疡。

2.严重烧伤　引起的急性应激性溃疡又称 Curling 溃疡。

3.中枢神经系统疾病　见于脑肿瘤、颅内神经外科手术、颅内出血、中枢神经系统感染及颅脑外伤等。由此引起的溃疡又称 Cushing 溃疡。

4.药物　非甾体抗炎药、某些抗生素、乙醇、激素、组织胺、胰岛素、抗凝剂、氯化钾等。这些药物有的可刺激前列腺素,抑制黏液分泌,为本病的发病诱因。

5.食物或饮料　如辣椒、大蒜、饮酒等。

6.精神与心理疾病　如见于严重精神病、过度抑郁、焦虑、严重心理障碍等,通过精神和心理应激引起消化道黏膜糜烂和溃疡发生。

二、发病机制

关于 AGML 的发病机制尚不完全明了。胃黏膜防御功能削弱与胃黏膜损伤因子作用相对增强,是 SU 发病的主要机制。应激可引起各种疾病和紊乱,研究证明,应激性溃疡和抑郁之间在发病和治疗的上均有相关性。用慢性抑郁应激(chronic stress depression,CSD)、慢性心理应激溃疡(chronic psychological stress ulcer,CPSU)和浸水束缚应激模型(immersion restrain stress models)在鼠进行实验。暴露 CSD 后动物的溃疡指数比对照组显著增高,暴露 CPSU 后观察抑郁样行为,对暴露 CPSU 的鼠用盐酸氟西汀(fluoxetine hydrochloride,抗抑郁药)可显著降低溃疡指数,在 CSD 组用 ranitidine 可抑制抑郁样行为,CPSU 应激后应用米非司酮(mifepristone)结果比 CPSU 组溃疡指数有显著降低。但对 CSD 使用米非司酮与单纯对照组之间抑郁样行为无显著的不同。研究也发现,鼠暴露于 CPSU 或 CSD 慢性应激显示比对照组皮质酮的水平低。结论认为,在触发抑郁和应激溃疡性的发生下中丘脑-垂体-肾上腺轴(H. pylori)功能障碍可能起到关键作用。目前对 AMGL 的发病机制有以下几种认识。

（一）H^+ 逆扩散

H^+ 逆扩散是指 H^+ 在某种因素作用下,从胃腔反流至胃黏膜的一种病理现象。试验证明,胆酸和水杨酸制剂可使 H^+ 迅速从胃腔进入到胃黏膜内,破坏胃黏膜。积累于胃黏膜的酸性产物可以破坏毛细血管和细胞的溶酶体,导致胃黏膜充血、水肿、糜烂和出血。用电子显微镜观察发现,阿司匹林可使胃黏膜上皮细胞肿胀,细胞间的结合处裂开,胃黏膜通透性增加,胃黏膜屏障破坏,导致胃黏膜损害。

（二）胃黏膜微循环障碍

急性胃黏膜病变时常表现胃黏膜血管收缩痉挛与缺血,且溃疡好发于胃黏膜缺血区。在应激状态下,胃黏膜小动脉和毛细血管动脉收缩痉挛,导致胃黏膜缺血、缺氧,使黏膜内酸性产物增加,并损害胃黏膜。最后因酸中毒导致黏膜细胞的溶酶体酶释放,使溶酶体破裂,胃黏膜上皮细胞损伤并坏死,引起 AGML。酸中毒直接使组织中的组织胺和 5-羟色胺(5-HT)等血管活性物质释放,使胃黏膜内小静脉和毛细血管静脉端扩张、淤血,加重了胃黏膜循环障碍,以致缺血加重。在应激状态下,交感神经兴奋导致黏膜血管收缩、痉挛。迷走神经兴奋时使黏膜下动、静脉短路开放,使胃黏膜下缺血进一步加剧,表现胃黏膜内毛细血管的内皮损伤,通透性增加,也可加重胃黏膜损伤。此外,组织胺的释放以刺激胃酸-胃蛋白酶分泌增加,加重胃黏膜的损伤。由于缺血、缺氧、酸中毒和微循环障碍,激活了凝血因子导致胃黏膜血管的内凝血等一系列病理变化,引起 AGML 的发生。

（三）胃黏膜上皮细胞的脱落、更新和能量代谢异常

当胃黏膜表面上皮细胞脱落增加和(或)更新减少,可导致胃黏膜屏障破坏。各种应激、应用激素及尿毒症时见有胃黏膜表面上皮细胞更新减少,给予酒精、阿司匹林等药物后,胃黏膜表面上皮细胞脱落增加,胃黏膜屏障功能紊乱,以致发生 AGML。Menguy 等发现,失血性休克鼠的急性 AGML 伴有组织中 ATP 含量显著减少。这是因为胃黏膜缺血时,由于细胞缺氧,酸性产物增加,影响了黏膜上皮细胞线粒体的功能,使 ATP 合成减少,氧化磷酸化速度减慢,细胞内的能量储备因而显著减少,导致胃黏膜损害发生。

（四）胆盐作用

胆盐能增加 H^+ 逆扩散,破坏胃黏膜屏障,并导致胃黏膜内组织胺、胃蛋白酶原和胃泌素的释放,产生自我消化,引起 AMGL。

（五）神经内分泌失调

下丘脑、室旁核和边缘系统是对应激的整合中枢,促甲状腺释放激素(TRH)、5-HT、儿茶酚胺等中枢介质参与或者介导了 SU 的发生。

发生应激情况 24～48 小时后整个胃体黏膜有 1～2mm 直径的糜烂,显微镜下可见黏膜有局限性出血和凝固性坏死。如果患者情况好转,在 3～4 天后检查 90% 的患者有开始愈合的迹象。一般 10～14 天完全愈合,不留瘢痕。

三、诊断

有的的急性胃黏膜病变可发生在原有慢性胃炎的基础上,这些病变常是局灶性的,且各部位的严重程度不同致使病变常不相同。因此,有学者把 AGML 分为原有慢性胃炎和原来无慢性胃炎两大类。

(一)病史

患者有上述的如服用有关药物、严重烧伤、严重外伤、大手术、肿瘤、神经精神疾病、严重感染、休克、器官功能衰竭等病史。

(二)临床表现

如为继发性的可有原发的临床表现型和体征。其表现依原发病不同而不同。应激性溃疡如果不引起出血,可没有临床症状,或者即使有症状也容易被应激情况本身的症状所掩盖而不能得到诊断。在应激损伤后数小时至 3 天后有 75%～100% 可发生胃黏膜糜烂或应激性溃疡,SU 的发生大多集中在原发疾病产生的 3～5 天,少数可延至 2 周。

上消化道出血是主要的临床表现,在原发病后 2 周内发生。30% 有显性出血。出血表现为呕血或黑便,一般出血量不大,呈间歇性,可自止。5%～20% 出血量大,不易控制,少数患者可大量出血或穿孔,2% 的患者发生穿孔。也可出血与穿孔同时发生,严重者可导致死亡。疑有穿孔患者应立即作 X 线腹部平片,见有膈下游离气体则可确诊。其他的表现有反酸、恶心、上腹部隐痛等。

(三)急诊胃镜

急诊胃镜检查组应于 24～48 小时进行,是最准确的诊断手段,可明确诊断病变的性质和部位。胃镜下可见胃黏膜多发糜烂、浅表溃疡和出血等内镜下特征,好发于胃体及胃体含壁细胞的泌酸部位,胃窦部甚为少见,仅在病情发展或恶化时才偶尔累及胃窦部。病变常在 48 小时以后很快消失,不留瘢痕。若出血量大,镜下看不清楚,可以做选择性动脉造影。

(四)钡餐 X 线检查

一般不宜进行急诊钡剂上消化道 X 线检查,同时因病灶过浅,钡剂 X 线检查常阴性,没有诊断价值。

(五)腹部 B 超和(或)CT 检查

一般不用,但检查对鉴别诊断有重要价值。

四、鉴别诊断

(一)消化性溃疡

慢性消化性溃疡一般有节律性、周期性上腹痛、反酸、胃灼热史。内镜下慢性溃疡常较局限、边界清楚、底部有较厚白苔,周边黏膜皱襞向溃疡聚集,幽门、十二指肠变形等现象。

(二)Mollory-Weiss 综合征

Mollory-Weiss 综合征是由于胃内压力突然升高伴剧烈呕吐而引起食管贲门黏膜撕裂出血,常于酗酒后引起。严重上消化道出血个别的病例可发生失血性休克。急诊胃镜应在出血后 24～48 小时进行,可见胃与食管交界处黏膜撕裂,与胃、食管纵轴相平行。因撕裂黏膜迅速愈合,超过 48 小时后镜下可无黏膜撕裂发现。

（三）胃癌伴出血

胃癌早期可无症状,或有上腹部不适、进行性食欲不振、体重减轻和上腹部痛,用抑酸剂效果不显著。并发出血者少见。多见于中老年患者。胃镜检查可见隆起病变,表面不光滑污秽,可伴溃疡和出血,胃壁僵硬,蠕动差。

（四）食管静脉曲张破裂出血

食管静脉曲张破裂出血是肝硬化门脉高压的严重并发症,可有病毒性肝炎或饮酒史,静脉曲张破裂出血可反复发生,突然呕血或黑便,大量出血时常伴有失血性休克发生。患者常呈肝病面容,腹水常见,伴有黄疸、蜘蛛痣和皮肤色素沉着。实验室检查可有肝功能异常,低蛋白血症和凝血异常。

五、治疗

应激性溃疡出血常病情凶险,必须高度警惕,及早治疗。由于患者全身情况较差,不能耐受手术,加以术后再出血发生率高,所以多先内科治疗,无效时才考虑治疗。有报道,在 ICU 病房中合并应激性溃疡出血的患者病死率达 70%～80%,但大多不是死于消化道出血而是原发病,未合并消化道出血的病死率仅 5%～20%。因此,应加强对原发病的治疗。下面重点介绍并发出血的治疗。

（一）治疗原发病

祛除病因,积极治疗创伤、感染、精神心理疾病、烧伤等引起应激状态的原发病停用加重胃黏膜损伤的药物。适当应用抗生素控制感染。

（二）出血量的估计

精确了解出血量的多少有时很困难。患者或家属提供的病史对于估计失血量常不正确。脉搏和血压的变化有助于出血量的估计,但它们与血容量之间的关系不大。失血量因失血速度而异,临床症状轻重有所不同。少量出血可无症状,或有头晕乏力,明显出血常出现呕血（或）便血,大量出血可见面色苍白、四肢厥冷,甚至晕倒,这是由于血容量不足、外周灌流减少所致。握拳掌上皱纹苍白,提示血容量丢失达 50%。Tudhope 发现,收缩压低于 100mmHg 时有血容量减少,但收缩压高于 100mmHg 并不能排除大量血容量的耗空。已往健康无贫血史,血红蛋白低于 120g/L,提示约有 50% 以上的红细胞丢失,临床上有皮肤与口唇苍白、口干、出汗等表现。失血患者脉搏增加 20 次/min,血压下降 10mmHg,则说明失血量已达 1000ml。失血量有时亦可从患者平卧、站立、倾斜试验得到估计。失血量与症状之间的关系见表 3-2。尿量少于 30ml/h,提示有 30% 以上的细胞外液丢失。

表 3-2 失血量与症状之间的关系

失血量(ml)	血压(mmHg)	脉搏(次/min)	症状
<500	正常	正常	头晕乏力
800～1000	<100	>100	头晕、面色苍白、口渴、冷汗
>1500	<80	>100	四肢冷厥、神志恍惚或昏迷

判定失血量最有效的方法是中心静脉压(CVP)测定。测定 CVP 有助于了解血容量和心、肺功能情况,可鉴别是由急性循环衰竭、血容量不足还是心功能不全引起的,并可指导液

体补充,若CVP较低,可能是脱水或血容量不足,CVP升高则可能是肾衰竭,必须限制输液。

根据临床症状,将出血分为三类。

1. 轻度(Ⅰ°) 有呕血或便血、无休克,血压、心率等稳定,可有头晕,血红蛋白无变化,出血量约为体重的10%以下(500ml)。

2. 中度(Ⅱ°) 血压下降,收缩压90~100mmHg,脉压差小,心率100~120次/min,出冷汗、皮肤苍白、尿少。血红蛋白70~100g/L。出血量为体重的25%~35%(1250~1750ml)。

3. 重度(Ⅲ°) 收缩压常在60~80mmHg,心率>130次/min,血红蛋白低于70g/L。有四肢冷厥、出冷汗、尿少或无尿发生等表现或心率、血压不稳定,或暂时稳定,短期内有再出血。出血量约为全身总量的50%以上(>2500ml)。

患者出血后,血红蛋白于6~48小时后下降,2~6周恢复正常,血小板1小时内增加,网织红细胞24小时内增加,4~7天达最高值。血中尿素氮上消化道出血时数小时增加10.7~14.3mmol/L,24~48小时达高峰,肾功能常需3~4天方可恢复正常。

(三)一般治疗

1. 饮食 出血患者住院后应禁食20~48小时,因空腹增强胃的收缩,因此长期禁食并无益处。同时插胃管行持续抽吸,待抽吸已无血,病情又稳定后可开始给予少量流质饮食,以后视病情逐渐增加,以后过渡到半流质饮食、普通饮食。

2. 卧床休息,保持镇静 发生消化道出血后,患者有精神过度紧张,或有恐慌心理,应给患者做好解释工作,一般不用镇静剂。有的患者表现烦躁不安,往往是血容量不足的表现,适当加速输血和精神上得到安慰之后往往可消除。消化道出血后由于85%患者于48小时内止血,因此卧床休息2~3天后如无再出血则可开始活动,以减少血栓栓塞和血管闭塞发生。目前不主张头低位,以免影响呼吸功能,宜采用平卧并将下肢抬高。

3. 吸氧 消化道大出血者多有低氧血症存在,后者又是诱发出血的因素,应及时给予吸氧。

4. 加强护理,严密观察病情 及时了解呕血及黑便量、注意精神神志变化、每小时测呼吸、脉搏、血压1次,注意肢体温度变化及记录每小时尿量等。

5. 迅速补充血容量 应迅速建立静脉通路,快速补液,输注血浆及其代用品。

(四)输血

一般少量出血不必输血,脉搏>120次/min,收缩压<80mmHg,血细胞比容35%以下,血红蛋白<82g/L为输血的指征。尽量输新鲜血,少用库存血。自20世纪80年代开始用成分输血,更适应疾病的需要,消化道出血患者多输红细胞。输血量依病情而定,合并心功能不全时,原则上输血量以每日300~350ml为宜,输血的速度应慢,以<1.5ml/(kg·min)为宜。进行成分输血,有助于控制总输血量,尤其是老年患者应避免增加心肺和循环负担,以免加重心功能不全。

(五)止血剂的应用

1. 纠正凝血因子异常 如有凝血因子异常,可用新鲜冷冻血浆或凝血酶原复合物(PPSB)。也可用冻干健康人血浆,目前临床应用的为凝血酶原复合物浓缩剂(prothrombin complex concentrate,PCC)。PCC含凝血因子Ⅱ(凝血酶原)、Ⅶ、Ⅸ和Ⅹ。用于重型肝炎、肝硬化有凝血因子缺乏的患者,有良好的止血作用。

2. 孟氏溶液胃管内注入 为一种碱式硫酸铁溶液,它具有强力的收敛作用,从而能使血液凝固。经胃管注入 10％孟氏液 10～15ml，如 1 次收敛不显著，可于 4～6 小时后重复应用。本品在出血创面上能形成一层黑色的牢固附着的收敛膜，从而达到止血目的。口服本品时对口腔黏膜刺激大，故临床上已很少应用。

3. 去甲基肾上腺素　去甲基肾上腺素用于胃内或腹腔内，经门脉系统吸收，能使门脉系统收缩，减少血流，达到减少出血或止血作用。去甲基肾上腺素还可使局部胃黏膜血流减少，胃酸分泌减少，但不影响黏液的分泌量。其作用与切除迷走神经相似。肝脏每分钟可破坏 1ml 去甲基肾上腺素，药物通过肝脏后大都遭破坏，因此，从门脉系统吸收的去甲基肾上腺素对全身血压无明显影响。其控制上消化道出血的机制是：高浓度去甲基肾上腺素可使胃肠道出血区域小动脉强烈收缩而达到止血。口服或胃管内注入或腹腔内注射可使内脏区小动脉广泛收缩，从而降低内脏区血流量 50％左右。常用去甲基肾上腺素 4～8mg 加生理盐水 100ml 灌入胃内，根据病情 4～12 小时重复 1 次。或用去甲肾上腺素 2mg 加 400ml 冷开水口服，对溃疡出血有一定疗效。Leveen 等提倡用 16mg 加生理盐水 200ml 灌入胃内。腹腔内用法为去甲基肾上腺素 10mg 加生理盐水 20～40ml 注入或 8mg 注入腹腔中。经临床试用，腹腔内注入 8mg 去甲基肾上腺素后可引起一时性血压升高，减慢输入率后可恢复。由于使用后产生胃肠道缺血过重可能引起黏膜坏死，因此，对腹腔有粘连者、高血压、年老有动脉硬化的患者不宜应用。去甲基肾上腺素治疗只能作为不能手术或无手术指征病例的一种主要治疗措施，或作为紧急过渡性措施，把急诊手术转为择期手术。

（六）抑制胃酸分泌

1. 生长抑素　是一种内源性胃肠肽，能抑制胃酸分泌，保护胃黏膜，抑制生长激素和胃肠胰内分泌物激素的病理学性分泌过多，并有效地抑制胃蛋白质酶的释放。生长抑素能抑制胃泌素、胰高糖素、内皮素、P 物质、白三烯等激素的分泌。能抑制胃动素分泌、减少胃蠕动，使内脏血流减少。同时可促进溃疡出血处血小板的凝聚和血块收缩而止血。

2. 施他宁（stilamir）　施他宁也是一种人工合成的 14 肽，其结构和生物效应与天然的生长抑素相同。

施他宁的药理作用：①抑制由试验餐和五肽胃泌素刺激的胃酸分泌，并抑制胃泌素和胃蛋白酶释放。②减少内脏血流。③抑制胰、胆囊和小肠的分泌。④胰内的细胞保护作用。

3. 善得定（octreotide，奥曲肽，sandostatin）　是一种人工合成八肽，且有与天然生长抑素相似的作用。善得定对胰腺炎也有显著的疗效。

生长抑素和施他宁、奥曲肽的用法为：首先静脉推注 $50\mu g$，然后 $250～500\mu g/h$ 持续静脉滴注，直到出血停止后再维持 1～3 天。奥曲肽 $100\mu g$ 静脉注射，然后 $25～50\mu g/d$ 静脉滴注。

4. 质子抑制剂　①奥美拉唑（omeprazole，洛赛克，losec）：与 H^+-K^+-ATP 酶结合，抑制胃酸分泌；增加胃黏膜血流量，保护黏膜。首剂 80mg 静脉推注，1 次/d，连用 5 天。②兰索拉唑（lansoprazole）：为第二代质子泵抑制剂。30mg，1～2 次/d。③泮托拉唑（pantoprazole）：40mg，2 次/d，静脉滴注或口服。④雷贝拉唑（rabeprazole，波利特，瑞波特）：通常成人 10mg，2 次/d，病情较重者 20mg，2 次/d。⑤埃索米拉唑（esomeprazole，耐信）：20mg，2 次/d，病情好转后改为 20mg，1 次/d。

（七）内镜治疗

消化道出血时内镜止血治疗可降低出血所致死亡率，明显减少再出血率、输血量、急诊手术等。

1.局部喷射药物止血

(1)去甲基肾上腺素加冰盐水或使局部血管强烈收缩,减少血液而止血:常用去甲基肾上腺素 8mg 加入 100ml 4°～6°冰盐水,在胃镜直视下喷射,治疗有效率为 86.2%。

(2)孟氏液:主要成分为碱式硫酸铁[$Fe_4(OH)_2(SO_4)_5$],为具有强烈收敛作用的三价铁,通过促进血栓形成和血液凝固,平滑肌收缩、血管闭塞,并在出血创面形成一层棕黑色保护膜而起止血作用。常用 5%～10%孟氏液 10～15ml 经胃管注入或在胃镜直视下喷洒。

(3)凝血酶:能直接作用于凝血过程的第三阶段,促使血液的纤维蛋白原迅速生成纤维蛋白凝块,堵塞出血点而达到止血目的。常用 1000U 局部喷射。

(4)纤维蛋白酶:常用 30000U 溶于生理盐水 30ml 中喷射,对出血量<1000ml 者有效率为 93.3%。

2.经内镜局部注射止血

(1)纯酒精注射止血:无水酒精可使组织脱水固定,使血管固定收缩,血管壁变性坏死,血栓形成而止血。采用 99.5%医用酒精结核菌素注射器和内镜专用注射针,先以无水酒精冲洗注射针,排尽注射器导管内空气,再于内镜下在出血的血管周围 1～2mm 注射 3～4 处,每处注入无水酒精 0.1～0.2ml,穿刺深度约 3mm。如果裸露血管很粗,出血量大,可于血管断端直接注射 1～2 次,每次 0.1～0.2ml。

(2)经内镜注射肾上腺素、高渗盐水混合溶液止血:肾上腺素有强力收缩血管作用,高渗盐水可使注射处组织水肿,血管壁纤维变性,血管腔内血栓形成而止血。

A 液:2.5M Nacl 20ml＋肾上腺素 1mg

B 液:蒸馏水 20ml＋肾上腺素 1mg

A 液:B 液为 1:3。适用于出血性溃疡伴基底明显纤维化、瘢痕组织形成时,每处注射 1ml,共 3～4 处,总量不超过 5ml。

3.经内镜激光止血　目前临床应用的有氢离子激光和钇铝石榴石(Na-YAG)激光两种。功率高(60～100W)、穿透力强,激光能穿透组织与动脉深达 5mm。因此止血效果好。将激光纤维放置于距病灶 1cm 处,在病灶周围每次脉冲或照射 0.5～1.0 秒,然后照射出血血管,一般止血需 6～8 次照射。

4.经内镜电凝治疗　应用高频电的热效应使组织蛋白变性而止血。通过内镜活检孔置入电凝探头,电流通过探头产生热能,此高温足以使组织变性发白、血液凝固,主要适用于溃疡病出血。把电极尖接触出血病灶,用脚踏开关按通电凝电极,电凝数次,直至局部发白为止。

5.经内镜微波止血　微波可使血管内皮细胞损伤,血管壁肿胀、血管腔变小、血管痉挛,形成血栓以达到止血。使用圆珠形电极输出功率 40W 时,通电时间 3～10 秒,而针形电机输出功率 40W 时,通电时间 10～15 秒。该法设备简单,操作容易,完全可靠,患者痛苦小。

6.热电极止血　主要构造为一中空铝制圆柱体,内芯有线圈,顶端表面涂有聚四氯乙烯层。通过铝制圆柱体将热传导组织表面,起到止血和组织凝固作用,通过内镜的活检孔道将加热电极插入消化管腔,通常设定温度为 140～150℃,每次使用的能量为 3.6kcal,持续 1 秒。

7.经内镜钳夹止血　即通过内镜放置金属夹,对出血小动脉进行钳夹止血。

8.冷冻止血　即迅速降温,使局部组织坏死凝固达到止血。冷却剂用液氮或液体二氧化碳。冷却剂可使探头末端温度降至－63℃,当接触黏膜组织后,出血部位冰冻发白,几小时后局部组织坏死,1～3 天后坏死完成形成溃疡,3～4 周后溃疡愈合。

（八）手术治疗

经上述各项治疗仍持续大量出血或反复大量出血,在 6～8 小时输血 600～800ml 仍不能维持血压稳定者,合并穿孔或腹膜炎者应及时去手术室治疗。手术时根据患者情况,尽可能采用最简单/最迅速的手术方式,以挽救生命。行局部止血、迷走神经切断加胃窦切除为常用术式。此类患者多数病情危重,全身情况差,应尽可能做好术前准备,但有时情况又十分危急,因此,把握好手术时机非常重要。手术后再出血也时有发生,应提高警惕。

六、预防

目前学者们对急性胃黏膜病变的预防学者们存在一些分歧。已往主张药物预防,并认为收到显著的预防效果。新近 Scheurlen 报道 PPI 治疗预防 AGML 得到肯定。在 ICU 患者进行 AGML 的预防作为监护的标准。有报告,直肠癌术后预防性用抗酸剂是术后患者的保护因子,可减少 AGML 的发生。韩国 Park 等在鼠的试验,用 Acer mono Max. sap(AmMs)（五角枫,毛萼色木槭)观察在水浸束缚(water immersion restraint,WIRE)应激引起胃溃疡上的保护作用。结果 AmMs 通过诱导一氧化氮合成酶(NOS)/或神经元 NOS 表达,显著保护胃黏膜抵抗应激引起胃损伤。Ji 等报告鼠的试验,研究了抗抑郁药抗溃疡发生的预防作用。使用度洛西汀、阿米替林、氟西汀和米氮平,用赋形剂作为对照组,结果显示,抗抑郁药通过影响去甲基肾上腺素和 5-羟色胺水平引起抗溃疡作用,其中度洛西汀、阿米替林和米氮平对溃疡性作用较强。Huang 等研究 IGF-1(胰岛素样生长因子-1)/PTEN(人第 10 号染色体缺失的磷酸酶及张力蛋白质同源的基因)/Akt(蛋白质激酶 B)FoxO(叉头转录因子的 O 亚型)信号通路在应激引起胃溃疡性上的预防作用。研究指出,上述信号通路通过调节细胞的凋亡,在鼠胃溃疡的发生和愈合上发挥中心作用。美国从一个大城市医疗中心的调查结果,发现不同层次的医师是否用抑酸剂预防 AGML 发生认识上并不一致。部分医师不主张用抑酸剂预防。

第五节　消化性溃疡

一、病因与发病机制

消化性溃疡(peptic ulcer)或消化性溃疡病(peptic ulcer disease)泛指胃肠道黏膜在某种情况下被胃酸/胃蛋白酶消化而造成的溃疡,因溃疡形成与胃酸/胃蛋白酶的消化作用有关而得名。可发生于食管、胃或十二指肠,也可发生于胃-空肠吻合口附近或含有胃黏膜的 Meckel 憩室内。因为胃溃疡(gastric ulcer,GU)和十二指肠溃疡(duodenal ulcer,DU)最常见,故一般所谓的消化性溃疡,是指 GU 和 DU。溃疡的黏膜缺损超过黏膜肌层,不同于糜烂。幽门螺杆菌感染和非甾体抗炎药摄入,特别是前者,是消化性溃疡最主要的病因。

（一）流行病学

消化性溃疡是全球性常见病。但在不同国家、不同地区,其患病率存在很大差异。西方国家资料显示,自 20 世纪 50 年代以后,消化性溃疡发病率呈下降趋势。我国临床统计资料提示,消化性溃疡患病率在近十年来亦开始呈下降趋势。本病可发生于任何年龄,但中年最为常见,DU 多见于青壮年,而 GU 多见于中老年,后者发病高峰比前者迟 10～20 年。自 20

世纪 80 年代以来,消化性溃疡者中老年人的比率呈增高趋势。北京医科大学第三医院消化科的资料显示,1985—1989 年与 1960—1964 年相比,消化性溃疡患者中 60 岁以上老人的比率增高了近 5.6 倍,胃溃疡增高 4.0 倍,这与国外文献报道相似。男性患病比女性较多。临床上 DU 比 GU 为多见,两者之比为(2～3)：1,但有地区差异,在胃癌高发区 GU 所占的比例有所增加。绝大多数西方国家中也以十二指肠溃疡多见;但日本的调查报告表明,胃溃疡多于十二指肠溃疡。消化性溃疡的发生与季节有一定关系,秋末至春初的发病率远比夏季为高。

(二)病因和发病机制

1. 幽门螺杆菌(Helicobacter pylori,HP) 现已确认幽门螺杆菌为消化性溃疡的重要病因,主要基于两方面的证据:①消化性溃疡患者的幽门螺杆菌检出率显著高于对照组的普通人群,在 DU 的检出率约为 90%,GU 为 70%～80%,而幽门螺杆菌阴性的消化性溃疡患者往往能找到 NSAID 服用史等其他原因。②H. pylori 不但在消化性溃疡患者中有很高的感染率,在非溃疡性消化不良患者中的感染率为 50%～80%。因此,单凭消化性溃疡患者中 H. pylori 高感染率不足以证明 H. pylori 是消化性溃疡的主要病因。根除 H. pylori 治疗后观察溃疡的转归,可能是证明其作用的更有力证据,现已明确,根除 H. pylori 感染可促进溃疡愈合、降低复发率和并发症。大量临床研究肯定,成功根除幽门螺杆菌后溃疡复发率明显下降,用常规抑酸治疗后愈合的溃疡年复发率为 50%～70%,而根除幽门螺杆菌可使溃疡复发率降至 5% 以下,这就表明去除病因后消化性溃疡可获治愈。

2. 非甾体抗炎药(non-steroidal anti-inflammatory drug,NSAID) NSAID 是引起消化性溃疡的另一个常见病因。大量研究资料显示,服用 NSAID 患者发生消化性溃疡及其并发症的危险性显著高于普通人群。长期摄入 NSAID 可诱发消化性溃疡、妨碍溃疡愈合、增加溃疡复发率和出血、穿孔等并发症的发生率。临床研究报道,在长期服用 NSAID 患者中 10%～25% 可发现胃或十二指肠溃疡,有 1%～4% 的患者发生出血、穿孔等溃疡并发症。NSAID 引起的溃疡以 GU 较 DU 多见。溃疡形成及其并发症发生的危险性除与服用 NSAID 种类、剂量、疗程有关外,尚与高龄、同时服用抗凝血药、糖皮质激素等因素有关。

NSAID 通过削弱黏膜的防御和修复功能而导致消化性溃疡发病,损害作用包括局部作用和系统作用两方面,阿司匹林和绝大多数 NSAID 在酸性胃液中呈非离子状态,可透过黏膜上皮细胞膜弥散入细胞内;细胞内较高的 pH 值环境使药物离子化而在细胞内积聚;细胞内高浓度 NSAID 产生毒性作用损伤细胞膜,增加氢离子逆扩散,后者进一步损伤细胞,使更多的药物进入细胞内,从而造成恶性循环。NSAID 的肠溶制剂可在很大程度上克服药物的局部作用。提示局部作用不是其主要的致溃疡机制。系统作用致溃疡机制,主要是通过抑制环氧合酶(COX)而起作用。COX 是花生四烯酸合成前列腺素的关键限速酶,COX 有两种异构体,即结构型 COX-1 和诱生型 COX-2。COX-1 在组织细胞中恒量表达,催化生理性前列腺素合成而参与机体生理功能调节;COX-2 主要在病理情况下由炎症刺激诱导产生,促进炎症部位前列腺素的合成。传统的 NSAID 如阿司匹林、吲哚美辛等旨在抑制 COX-2 而减轻炎症反应,但特异性差,同时抑制了 COX-1,导致胃肠黏膜生理性前列腺素 E 合成不足。前列腺素 E 通过增加黏液和碳酸氢盐分泌、促进黏膜血流增加、细胞保护等作用在维持黏膜防御和修复功能中起重要作用。同时服用合成的 PGE,类似物米索前列醇可预防 NSAID 引发溃疡是有力的佐证。

目前国人中长期服用 NSAID 的比例不高,因而这一因素在消化性溃疡的病因作用可能远较西方国家为小。NSAID 和幽门螺杆菌是引起消化性溃疡发病的两个独立因素,至于两者是否有协同作用则尚无定论。

3.**胃酸和胃蛋白酶** 消化性溃疡的最终形成是由于胃酸/胃蛋白酶对黏膜自身消化所致。消化性溃疡发生的这一概念在"H. pylori 时代"仍未改变。胃蛋白酶是主细胞分泌的胃蛋白酶原经 H^+ 激活转变而来,它能降解蛋白质分子,所以对黏膜有侵袭作用。因胃蛋白酶活性是 pH 值依赖性的,其生物活性取决于胃液的 pH 值,在 pH>4 时便失去活性,因此在探讨消化性溃疡发病机制和治疗措施时主要考虑胃酸。无酸情况下罕有溃疡发生,以及抑制胃酸分泌药物能促进溃疡愈合的事实均确证胃酸在溃疡形成过程中的决定性作用,是溃疡形成的直接原因。胃酸的这一损害作用一般只有在正常黏膜防御和修复功能遭受破坏时才能发生。在"H. pylori 时代"提出的"无酸、无 H. pylori,便无溃疡"的观点,也未否定胃酸的作用。

GU 患者基础酸排量(BAO)及 MAO 多属正常或偏低,对此,可能解释为 GU 患者伴多灶萎缩性胃炎,因而胃体壁细胞泌酸功能已受影响,而 DU 患者多为慢性胃窦炎,胃体黏膜未受损或受损轻微因而仍能保持旺盛的泌酸能力。近年来非幽门螺杆菌、非 NSAID(也非胃泌素瘤)相关的消化性溃疡报道有所增加,这类患者病因未明,是否与高酸分泌有关尚有待研究。

十二指肠溃疡患者胃酸分泌增多,主要与以下因素有关:

(1)壁细胞数量增多:正常人胃黏膜内平均约有 10 亿个壁细胞,而十二指肠溃疡患者的壁细胞数量平均约 19 亿个,比正常人高出约 1 倍。然而,个体间的壁细胞数量有很大差异,十二指肠溃疡患者与正常人之间有显著的重叠。壁细胞数量的增加可能是由于遗传因素和(或)胃泌素长期作用的结果。

(2)壁细胞对刺激物质的敏感性增强:十二指肠溃疡患者对食物或五肽胃泌素刺激后的胃酸分泌反应多大于正常人,这可能是患者壁细胞上胃泌素受体的亲和力增加或患者体内对胃泌素刺激胃酸分泌有抑制作用的物质如生长抑素减少所致。

(3)胃酸分泌的正常反馈抑制机制发生缺陷:正常人胃窦部 G 细胞分泌胃泌素的功能受到胃液 pH 值的负反馈调节,当胃窦部的 pH 值降至 2.5 以下时,G 细胞分泌胃泌素的功能就受到明显的抑制。此外,当食糜进入十二指肠后,胃酸和食糜刺激十二指肠和小肠黏膜释放胰泌素、缩胆囊肽、肠抑胃肽和血管活性肠肽等,这些激素具有抑制胃酸分泌的作用。所以正常情况下,胃酸分泌具有自身调节作用。H. pylori 感染后通过多种机制影响胃泌素和胃酸分泌的生理调节。

(4)迷走神经张力增高:迷走神经释放乙酰胆碱,后者兼有直接刺激壁细胞分泌盐酸和刺激 G 细胞分泌胃泌素的作用。部分 BAO/PAO 比值增加的十二指肠溃疡患者对假食所致的胃酸分泌几无反应,提示这些患者已处于最大的迷走张力之下。

4.**其他因素**

(1)吸烟:吸烟者消化性溃疡发生率比不吸烟者高,且与吸烟量成比例;吸烟影响溃疡的愈合,促进溃疡复发和增加溃疡并发症的发生率。吸烟影响溃疡形成和愈合的确切机制未明,可能与吸烟增加胃酸分泌、减少十二指肠及胰腺碳酸氢盐分泌、影响胃十二指肠协调运动、降低幽门括约肌张力和黏膜损害性氧自由基增加等因素有关。

(2)遗传:遗传因素曾一度被认为是消化性溃疡发病的重要因素,但随着幽门螺杆菌在消化性溃疡发病中的重要作用得到认识,遗传因素的重要性受到挑战。因此,遗传因素的作用尚有待进一步研究。

(3)胃、十二指肠运动异常:研究发现部分 DU 患者胃排空增快,这可使十二指肠球部对酸的负荷增大;部分 GU 患者有胃排空延迟,这可增加十二指肠液反流入胃,加重胃黏膜屏障损害。但目前认为,胃肠运动障碍不大可能是原发病因,但可加重幽门螺杆菌或 NSAID 对黏膜的损害。

(4)饮食:饮食与消化性溃疡的关系不十分明确。酒、浓茶、咖啡和某些饮料能刺激胃酸分泌,摄入后易产生消化不良症状,但尚无充分证据表明长期应用会增加溃疡发生的危险性。据称,脂肪酸摄入增多与消化性溃疡发病率下降有关,脂肪酸通过增加胃、十二指肠黏膜中前列腺素前体成分而促进前列腺素合成。高盐饮食被认为可增加 GU 发生的危险性,这与高浓度盐损伤胃黏膜有关。

5.与消化性溃疡相关的疾病 消化性溃疡,特别是 DU 的发病率在一些疾病患者中明显升高(表 3-3),对其机制的研究或许有助于阐明消化性溃疡的发病机制。

表 3-3 几种与消化性溃疡相关的疾病

病名	溃疡发生率/%	可能机制
慢性肺部疾病	最高达 30	黏膜缺氧、吸烟
肝硬化	8～14	胃酸分泌刺激物不能被肝脏灭活,胃、十二指肠黏膜血流改变
慢性肾衰竭或肾移植	升高	高胃泌素血症,病毒感染

综上所述,消化性溃疡的发生是一种多因素作用的结果,其中幽门螺杆菌感染和服用 NSAID 是已知的主要病因,由于黏膜侵袭因素和防御因素失平衡导致溃疡的发生,而胃酸在溃疡形成中起到关键作用。

二、临床表现与诊断

(一)临床表现

本病患者临床表现不一,多数表现为中上腹反复发作性节律性疼痛,少数患者无症状,或以出血、穿孔等并发症的发生作为首发症状。

1.疼痛

(1)部位:大多数患者以中上腹疼痛为主要症状。少部分患者无疼痛表现,特别是老年人溃疡、维持治疗中复发性溃疡和 NSAID 相关性溃疡。疼痛的机制尚不十分清楚,食物或制酸药能稀释或中和胃酸,呕吐或抽出胃液均可使疼痛缓解,提示疼痛的发生与胃酸有关。十二指肠溃疡的疼痛多位于中上腹部,或在脐上方,或在脐上方偏右处;胃溃疡疼痛多位于中上腹稍偏高处,或在剑突下和剑突下偏左处。胃或十二指肠后壁溃疡,特别是穿透性溃疡可放射至背部。

(2)疼痛程度和性质:多呈隐痛、钝痛、刺痛、灼痛或饥饿样痛,一般较轻而能耐受,偶尔也有疼痛较重者。持续性剧痛提示溃疡穿孔或穿透。

(3)疼痛节律性:溃疡疼痛与饮食之间可有明显的相关性和节律性。十二指肠溃疡疼痛好发于两餐之间,持续不减直至下餐进食或服制酸药物后缓解。一部分十二指肠溃疡患者,由于夜间的胃酸较高,可发生半夜疼痛。胃溃疡疼痛的发生较不规则,常在餐后 1 小时内发生,经 1～2 小时逐渐缓解,直至下餐进食后再次出现。

（4）疼痛周期性:反复周期性发作是消化性溃疡的特征之一,尤以十二指肠溃疡更为突出。上腹疼痛发作可持续几天、几周或更长,继以较长时间的缓解。以秋末至春初较冷的季节更为常见。有些患者经过反复发作进入慢性病程后,可失去疼痛的节律性和周期性特征。

（5）影响因素:疼痛常因精神刺激、过度疲劳、饮食不慎、药物影响、气候变化等因素诱发或加重;可因休息、进食、服制酸药、以手按压疼痛部位、呕吐等方法而使疼痛得到减轻或缓解。

2.其他症状　本病除中上腹疼痛外,尚可有唾液分泌增多、胃灼热、反胃、嗳酸、嗳气、恶心、呕吐等其他胃肠道症状。但这些症状均缺乏特异性。部分症状可能与伴随的慢性胃炎有关。病程较长者可因疼痛或其他消化不良症状影响摄食而出现体重减轻;但亦有少数十二指肠球部溃疡患者因进食可使疼痛暂时减轻,频繁进食而致体重增加。

3.体征　消化性溃疡缺乏特异性体征。溃疡发作期,中上腹部可有局限性压痛,DU 压痛点常偏右。程度不同,其压痛部位多与溃疡的位置基本相符。有消化道出血者可有贫血和营养不良的体征。部分 GU 患者的体质较瘦弱。

（二）特殊类型的消化性溃疡

1.胃、十二指肠复合溃疡　指胃和十二指肠同时发生的溃疡,这两个解剖部位溃疡的病期可以相同,但亦可不同。DU 往往先于 GU 出现,本病约占消化性溃疡的 7%,多见于男性。复合性溃疡幽门梗阻发生率较单独胃溃疡或十二指肠溃疡为高。一般认为,胃溃疡如伴随十二指肠溃疡,则其恶性的机会较少,但这只是相对而言。

2.幽门管溃疡　幽门管位于胃远端,与十二指肠交界,长约 2cm。幽门管溃疡与 DU 相似,胃酸分泌一般较高,餐后可立即出现中上腹疼痛,其程度较为剧烈而无节律性,制酸治疗疗效不如十二指肠溃疡。由于幽门管易痉挛和形成瘢痕,易引起梗阻而呕吐,也可出现出血和穿孔等并发症。

3.十二指肠球后溃疡　DU 大多发生在十二指肠球部,发生在球部远端十二指肠的溃疡称球后溃疡。多发生在十二指肠乳头的近端,约占消化性溃疡的 5%。常为慢性,穿孔时易穿透至浆膜腔进入胰腺及周围脏器。其午夜痛及背部放射痛多见,对药物治疗反应较差,较易并发出血。

4.巨大溃疡　指直径大于 2cm 的溃疡,并非都属于恶性,但应与胃癌作鉴别。疼痛常不典型,可出现呕吐与体重减轻,并发致命性出血。对药物治疗反应较差、愈合时间较慢,易发生慢性穿透或穿孔。病程长的巨大溃疡往往需要外科手术治疗。

5.老年人消化性溃疡　近年老年人发生消化性溃疡的报道增多。胃溃疡多见,也可发生十二指肠溃疡。临床表现多不典型,GU 多位于胃体上部甚至胃底部,溃疡常较大,易误诊为胃癌。

6.无症状性溃疡　指无明显症状的消化性溃疡者,因其他疾病做胃镜或 X 线钡餐检查时偶然被发现;或以出血、穿孔等并发症为首发症状,甚至于尸体解剖时始被发现。这类消化性溃疡可见于任何年龄,但以老年人尤为多见。NSAID 引起的溃疡近半数无症状。

7.食管溃疡　与酸性胃液接触的结果。溃疡常发生于食管下段,多为单发,约为 10% 为多发,大小不一。本病多伴有反流性食管炎和滑动性食管裂孔疝的患者。也可发生于食管胃吻合术或食管空肠吻合术以后,由于胆汁和胰腺分泌物反流的结果。主要症状是胸骨下段后方或高位上腹部疼痛,常在进食或饮水后出现,卧位时加重。

8. **难治性溃疡** 难治性溃疡诊断尚无统一标准,通常指经正规治疗无效,仍有腹痛、呕吐和体重减轻等症状的消化性溃疡。因素可能有:①穿透性溃疡、有幽门梗阻等并发症。②特殊部位的溃疡,如球后、幽门管溃疡等。③病因未去除(如焦虑、紧张等精神因素)以及饮食不洁、治疗不当等。④引起难治性溃疡的疾病,如胃泌素瘤、甲状腺功能亢进引起胃酸高分泌状态。随着质子泵抑制剂的问世及对消化性溃疡发病机制的不断认识,难治性溃疡已减少。

(三)实验室和特殊检查

1. **胃镜检查** 是确诊消化性溃疡首选的检查方法。胃镜检查不仅可对胃、十二指肠黏膜直接观察、摄像,还可在直视下取活组织作病理学检查及幽门螺杆菌检测,因此,胃镜检查对消化性溃疡的诊断及胃良、恶性溃疡鉴别诊断的准确性高于X线钡餐检查。例如,在溃疡较小或较浅时钡餐检查有可能漏诊;钡餐检查发现十二指肠球部畸形可有多种解释;活动性上消化道出血是钡餐检查的禁忌证;胃的良、恶性溃疡鉴别必须由活组织检查来确定;另外,胃镜还可以根据内镜表现判断溃疡的分期。

2. **X线钡餐检查** 适用于对胃镜检查有禁忌或不愿接受胃镜检查者。溃疡的X线征象有直接和间接两种:钡剂填充溃疡的凹陷部分所造成的龛影是诊断溃疡的直接征象,对溃疡有确诊价值。在正面观,龛影呈圆形或椭圆形,边缘整齐。因溃疡纤维组织的收缩,四周黏膜皱襞呈放射状向壁龛集中,直达壁龛边缘。在切面观,壁龛突出胃壁轮廓以外,呈半圆形或长方形,四壁一般光滑完整。胃溃疡的龛影多见于胃小弯。十二指肠溃疡的龛影常见于球部;局部压痛、十二指肠球部激惹和球部畸形、胃大弯侧痉挛性切迹均为间接征象,仅提示可能有溃疡。

3. **幽门螺杆菌检测** 应当注意,近期应用抗生素、质子泵抑制剂、铋剂等药物,因有暂时抑制幽门螺杆菌作用,会使上述检查(血清学检查除外)呈假阴性。

4. **胃液分析和血清胃泌素测定** 一般仅在疑有胃泌素瘤时作鉴别诊断之用。

(四)诊断和鉴别诊断

慢性病程、周期性发作的节律性上腹疼痛,且上腹痛可为进食或抗酸药所缓解的临床表现是诊断消化性溃疡的重要临床线索。但应注意,一方面有典型溃疡样上腹痛症状者不一定是消化性溃疡,另一方面部分消化性溃疡患者症状可不典型甚至无症状,因此,单纯依靠病史难以做出可靠诊断。确诊有赖于胃镜检查。X线钡餐检查发现龛影亦有确诊价值。

内镜检查不仅可对胃、十二指肠黏膜直接观察、摄影,还可在直视下活检做病理检查。它对消化性溃疡的诊断和良、恶性溃疡鉴别诊断的准确性高于钡餐检查。内镜下溃疡可分为3个病期,即A期、H期和S期。

胃镜检查如见胃、十二指肠溃疡,应注意与引起胃、十二指肠溃疡的少见特殊病因或以溃疡为主要表现的胃、十二指肠肿瘤鉴别。本病与下列疾病的鉴别要点如下。

(1)胃癌:内镜或X线检查见到胃的溃疡,必须进行良性溃疡(胃溃疡)与恶性溃疡(胃癌)的鉴别。Ⅲ型(溃疡型)早期胃癌单凭内镜所见与良性溃疡鉴别有困难,放大内镜和染色内镜对鉴别有帮助,但最终必须依靠直视下取活组织检查进行鉴别。恶性溃疡的内镜特点为:①溃疡形状不规则,一般较大。②底凹凸不平、苔污秽。③边缘呈结节状隆起。④周围皱襞中断。⑤胃壁僵硬、蠕动减弱(X线钡餐检查亦可见上述相应的X线征)。活组织检查可以确诊,但必须强调,对于怀疑胃癌而一次活检阴性者,必须在短期内复查胃镜进行再次活检;即使内镜下诊断为良性溃疡且活检阴性,仍有漏诊胃癌的可能,因此对初诊为胃溃疡者,必须在完成正规治疗的疗程后进行胃镜复查,胃镜复查溃疡缩小或愈合不是鉴别良、恶性溃疡的最终依据,必须重复活检加以证实,尽可能地不至于把胃癌漏诊。

(2)胃泌素瘤:亦称 Zollinger-Ellison 综合征,是胰腺非 β 细胞瘤分泌大量胃泌素所致。肿瘤往往很小(<1cm),生长缓慢,半数为恶性。大量胃泌素可刺激壁细胞增生,分泌大量胃酸,使上消化道经常处于高酸环境,导致胃、十二指肠球部和不典型部位(十二指肠降段、横段、甚或空肠近端)发生多发性溃疡。胃泌素瘤与普通消化性溃疡的鉴别要点是该病溃疡发生于不典型部位,具难治性特点,有过高胃酸分泌(BAO 和 MAO 均明显升高,且 BAO/MAO >60%)及高空腹血清胃泌素(>200pg/ml,常>500pg/ml)。

(3)功能性消化不良:患者常表现为上腹疼痛、反酸、嗳气、胃灼热、上腹饱胀、恶心、呕吐、食欲减退等,部分患者症状可酷似消化性溃疡,易与消化性溃疡诊断相混淆。内镜检查则示完全正常或仅有轻度胃炎。

(4)慢性胆囊炎和胆石症:对疼痛与进食油腻有关、位于右上腹,并放射至背部,伴发热、黄疸的典型病例不难与消化性溃疡相鉴别。对不典型的患者,鉴别需借助腹部超声或内镜下逆行胆管造影检查方能确诊。

(五)并发症

1.上消化道出血　溃疡侵蚀周围血管可引起出血。上消化道出血是消化性溃疡最常见的并发症,也是上消化道大出血最常见的病因(占所有病因的 30%～50%)。DU 并发出血的发生率比 GU 高,十二指肠球部后壁溃疡和球后溃疡更易发生出血。有 10%～20%的消化性溃疡患者以出血为首发症状,在 NSAID 相关溃疡患者中这一比率更高。出血量的多少与被溃疡侵蚀的血管的大小有关。溃疡出血的临床表现取决于出血的速度和量的多少。消化性溃疡患者在发生出血前常有上腹痛加重的现象,但一旦出血后,上腹疼痛多随之缓解。部分患者,尤其是老年患者,并发出血前可无症状。根据消化性溃疡患者的病史和上消化道出血的临床表现,诊断一般不难确立。但需与急性糜烂性胃炎、食管或胃底静脉曲张破裂出血、食管贲门黏膜撕裂症和胃癌等所致的出血鉴别。对既往无溃疡病史者,临床表现不典型而诊断困难者,应争取在出血 24～48 小时进行急诊内镜检查。内镜检查的确诊率高,不仅能观察到出血的部位,而且能见到出血的状态。此外,还可在内镜下采用激光、微波、热电极、注射或喷洒止血药物、止血夹钳夹等方法止血。

2.穿孔　溃疡病灶向深部发展穿透浆膜层则称并发穿孔。溃疡穿孔在临床上可分为急性、亚急性和慢性三种类型,其中以第一种常见。急性穿孔的溃疡常位于十二指肠前壁或胃前壁,发生穿孔后胃肠的内容物漏入腹腔而引起急性腹膜炎。穿孔时胃肠内容物不流入腹腔,称为慢性穿孔,又称为穿透性溃疡。这种穿透性溃疡改变了腹痛规律,变得顽固而持续,疼痛常放射至背部。邻近后壁的穿孔或穿孔较小,只引起局限性腹膜炎时称亚急性穿孔,症状较急性穿孔轻而体征较局限,且易于漏诊。溃疡急性穿孔主要出现急性腹膜炎的表现。临床上突然出现剧烈腹痛,腹痛常起始于中上腹或右上腹,呈持续性,可蔓延到全腹。GU 穿孔,尤其是餐后穿孔,漏入腹腔的内容物量往往比 DU 穿孔者多,所以腹膜炎常较重。消化性溃疡穿孔需与急性阑尾炎、急性胰腺炎、宫外孕破裂、缺血性肠病等急腹症相鉴别。

3.幽门梗阻　主要是由 DU 或幽门管溃疡引起。溃疡急性发作时可因炎症水肿和幽门部痉挛而引起暂时性梗阻,可随炎症的好转而缓解;慢性梗阻主要由于瘢痕收缩而呈持久性。幽门梗阻引起胃滞留,临床表现主要为餐后上腹饱胀、上腹疼痛加重,伴有恶心、呕吐,大量呕吐后症状可以改善,呕吐物含发酵酸性宿食。严重呕吐可致失水和低氯低钾性碱中毒。久病后可发生营养不良和体重减轻。体检时可见胃型和胃逆蠕动波,清晨空腹时检查胃内有振水声,胃管抽液量＞200ml,即提示有胃滞留。进一步作胃镜或 X 线钡剂检查可确诊。

4.癌变　少数 GU 可发生癌变,DU 则不发生癌变。GU 癌变发生于溃疡边缘,据报道癌变率在 1％左右。长期慢性 GU 病史、年龄在 45 岁以上、溃疡顽固不愈者应提高警惕。对可疑癌变者,在胃镜下取多点活检做病理检查;在积极治疗后复查胃镜,直到溃疡完全愈合;必要时定期随访复查。

三、治疗

治疗的目的是消除病因、缓解症状、愈合溃疡、防止复发和防治并发症发生。消化性溃疡在不同患者的病因不尽相同,发病机制亦各异,所以对每一病例应分析其可能涉及的致病因素及病理生理,给予恰当的处理。针对病因的治疗如根除幽门螺杆菌,有可能彻底治愈溃疡病,是近年消化性溃疡治疗的一大进展。

(一)一般治疗

生活要有规律,工作宜劳逸结合,避免过度劳累和精神紧张,如有焦虑不安,应予开导,必要时给予镇静剂。原则上需强调进餐要定时,注意饮食规律,避免辛辣、过咸食物及浓茶、咖啡等饮料,如有烟酒嗜好而确认与溃疡的发病有关者应戒烟、酒。牛乳和豆浆能稀释胃酸于一时,但其所含钙和蛋白质能刺激胃酸分泌,故不宜多饮。服用 NSAID 者尽可能停用,即使未用亦要告诫患者今后慎用。

(二)治疗消化性溃疡的药物及其应用

治疗消化性溃疡的药物可分为抑制胃酸分泌的药物和保护胃黏膜的药物两大类,主要起缓解症状和促进溃疡愈合的作用,常与根除幽门螺杆菌治疗配合使用。现就这些药物的作用机制及临床应用分别简述如下。

1.抑制胃酸药物　溃疡的愈合特别是 DU 的愈合与抑酸治疗的强度和时间成正比,药物治疗中 24 小时胃内 pH＞3 总时间可预测溃疡愈合率。碱性抗酸药物(如氢氧化铝、氢氧化镁和其他复方制剂)具有中和胃酸作用,可迅速缓解疼痛症状,但一般剂量难以促进溃疡愈合,目前已很少单一应用碱性抗酸剂来治疗溃疡,仅作为加强止痛的辅助治疗。常用的抗酸分泌药有 H_2 受体拮抗剂(H_2-RAs)和 PPIs 两大类。壁细胞通过受体(M_1、H_2 受体、胃泌素受体)、第二信使和 H^+-K^+-ATP 酶三个环节分泌胃酸。H^+-K^+-ATP 酶(H^+ 泵、质子泵)位于壁细胞小管膜上,它能将 H^+ 从壁细胞内转运到胃腔中,将 K^+ 从胃腔中转运到壁细胞内进行 H^+-K^+ 交换。胃腔中的 H^+ 与 Cl^- 结合,形成盐酸。抑制 H^+-K^+-ATP 酶,就能抑制胃酸形成的最后环节,发挥治疗作用。PPIs 作用于壁细胞胃酸分泌终末步骤中的关键酶 H^+-K^+-ATP 酶,抑制胃酸分泌作用比 H_2 受体拮抗剂更强,且作用持久。一般疗程为 DU 治疗 4～6 周,GU 治疗 6～8 周,溃疡愈合率用 H_2 受体拮抗剂为 65％～85％,PPIs 为 80％～100％。

质子泵抑制剂(PPIs)作用于壁细胞胃酸分泌终末步骤中的关键酶 H^+-K^+-ATP 酶,使其不可逆失活,因此抑酸作用比 H_2-RAs 更强且作用持久。与 H_2-RAs 相比,PPIs 促进溃疡愈合的速度较快,溃疡愈合率较高,因此特别适用于难治性溃疡或 NSAID 溃疡患者不能停用 NSAID 时的治疗。对根除幽门螺杆菌治疗,PPIs 与抗生素的协同作用较 H_2-RAs 好,因此是根除幽门螺杆菌治疗方案中最常用的基础药物。使用推荐剂量的各种 PPIs,对消化性溃疡的疗效相仿,不良反应较少,不良反应率为 1.1％～2.8％。主要有头痛、头昏、口干、恶心、腹胀、失眠。偶有皮疹、外周神经炎、血清氨基转移酶或胆红素增高等。长期持续抑制胃酸分泌,可致胃内细菌滋长。早期研究曾发现,长期应用奥美拉唑可使大鼠产生高胃泌素血症,并引起胃肠嗜铬样细胞增生或类癌。现认为这是种属特异现象,也可见于 H_2 受体阻断剂等基础胃酸抑制后。在临床应用 6 年以上的患者,血清胃泌素升高 1.5 倍,但未见壁细胞密度增加。

　　研究表明,PPIs 常规剂量(奥美拉唑 20mg/d、兰索拉唑 30mg/d,泮托拉唑 40mg/d,雷贝拉唑 20mg/d)治疗十二指肠溃疡(DU)和胃溃疡(GU)均能取得满意的效果,明显优于 H_2 受体拮抗剂,且 5 种 PPIs 的疗效相当。对于 DU,疗程一般为 2~4 周,2 周愈合率平均为 70% 左右,4 周愈合率平均为 90% 左右;对于 GU,疗程一般为 4~8 周,4 周愈合率平均为 70% 左右,8 周愈合率平均为 90% 左右。其中雷贝拉唑在减轻消化性溃疡疼痛方面优于奥美拉唑且耐受性好。雷贝拉唑在第 4 周对 DU 和第 8 周对 GU 的治愈率与奥美拉唑相同,但雷贝拉唑对 24 小时胃内 pH 值>3 的时间明显长于奥美拉唑 20mg/d 治疗的患者,能够更快、更明显地改善症状,6 周时疼痛频率和夜间疼痛完全缓解更持久且有很好的耐受性。埃索美拉唑是奥美拉唑的 S-异构体,相对于奥美拉唑,具有更高的生物利用度,给药后吸收迅速,1~2 小时即可达血药峰值,5 天胃内 pH 值>4 的平均时间为 14 小时,较奥美拉唑、兰索拉唑、泮托拉唑、雷贝拉唑四种 PPIs 明显增加,且持续抑酸作用时间更长,因此能够快速、持久缓解症状。研究表明,与奥美拉唑相比,埃索美拉唑治疗 DU4 周的愈合率相当,但在缓解胃肠道症状方面(如上腹痛、反酸、胃灼热感)明显优于奥美拉唑。最新上市艾普拉唑与其他 5 种 PPIs 相比在结构上新添了一个吡咯环,吸电子能力强,与酶结合容易。相对于前 5 种 PPIs,艾普拉唑经 CYP3A4 代谢而不是经 CYP2C19 代谢,因此完全避免了 CYP2C19 基因多态性对其疗效的影响。PPIs 可抑制胃酸分泌,提高胃内 pH 值,有助于上消化道出血的预防和治疗。奥美拉唑可广泛用于胃、十二指肠病变所致的上消化道出血,泮托拉唑静脉滴注也常用于急性上消化道出血。消化性溃疡合并出血时,迅速有效地提高胃内 pH 值是治疗成功的关键。血小板在低 pH 值时不能聚集,血凝块可被胃蛋白酶溶解,其他凝血机制在低 pH 值时也受损,而 pH 值为 7.0 时胃蛋白酶不能溶解血凝块,故胃 pH 值 7.0 时最佳。另外,静脉内使用 PPIs 可使胃内 pH 值达到 6.0 以上,能有效改善上消化道出血的预后,并使再出血率、输血需要量和紧急手术率下降,质子泵抑制剂可以降低消化性溃疡再出血的风险,并可减少接受手术治疗的概率,但对于总死亡率的降低并无多少意义。消化性溃疡合并出血时静脉注射 PPIs 制剂的选择:推荐大剂量 PPIs 治疗,如埃索美拉唑 80mg 静脉推注后,以 8mg/h 速度持续输注 72 小时,适用于大量出血患者;常规剂量 PPIs 治疗,如埃索美拉唑 40mg 静脉输注,每 12 小时 1 次,实用性强,适于基层医院开展。

　　目前国内上市的 PPIs 有奥美拉唑(omeprazole)、兰索拉唑(lansoprazole)、泮托拉唑(pantoprazole)、雷贝拉唑(rabeprazole)、埃索美拉唑(esomeprazole),以及最近上市的艾普拉唑(ilaprazole)。第一代 PPIs(奥美拉唑、泮托拉唑和兰索拉唑)依赖肝细胞色素 P450 同工酶(CYP2C19 和 CYP3A4)进行代谢和清除,因此,与其他经该同工酶进行代谢和清除的药物有明显的相互作用。由于 CYP2C19 的基因多态性,导致该同工酶的活性及第一代 PPIs 的代谢表型发生了变异,使不同个体间的 CYP2C19 表现型存在着强代谢型(EM)和弱代谢型(PM)之分。另外,抑酸的不稳定性、发挥作用需要浓聚和酶的活性、半衰期短等局限性影响了临床的应用;影响疗效因素多(如易受进餐和给药时间、给药途径的影响);起效慢、治愈率和缓解率不稳定,甚至一些患者出现奥美拉唑耐药或失败;不能克服夜间酸突破等,由此可见,第一代 PPIs 的药效发挥受代谢影响极大,使疗效存在显著的个体差异。第二代 PPIs(雷贝拉唑、埃索美拉唑、艾普拉唑)则有共同的优点,起效更快,抑酸效果更好,能 24 小时持续抑酸,个体差异少,与其他药物相互作用少。新一代 PPIs 的进步首先是药效更强,这和化学结构改变有关,如埃索美拉唑是奥美拉唑中作用强的 S-异构体,把药效差的 L-异构体剔除后,其抑酸作用大大增强。而艾普拉唑结构上新添的吡咯环吸电子能力强,与酶结合容易,艾普拉唑对质子泵的抑制活性是奥美拉唑的 16 倍,雷贝拉唑的 2 倍;其次新一代 PPIs 有药代动力学方面优势,如雷贝拉唑的解离常数(pKa)值较高,因此在壁细胞中能更快聚积,更快和更好地发挥作用。再次,新一代 PPIs 较少依赖肝 P450 酶系列中的 CYP2C19 酶代谢。另外,第二代 PPIs 半衰期相对较长,因此保持有效血药浓度时间较长,抑酸作用更持久,尤其是新上市的艾普拉唑,半衰期为 3.0～4.0 小时,为所有 PPIs 中最长的,因而作用也最持久(表 3-4)。

表 3-4　常用抗酸分泌药物

单位:mg

药物	每次剂量	治疗溃疡标准剂量	根除 H. pylori 标准剂量
PPIs			
奥美拉唑	20	20qd	20bid
兰索拉唑	30	30qd	30bid
泮托拉唑	40	40qd	40bid
雷贝拉唑	10	10qd	10bid
埃索美拉唑	20	20qd	20bid
H_2-RAs			
西咪替丁	400 或 800	400bid 或 800qn	
雷尼替丁	150	150bid 或 300qn	
法莫替丁	20	20bid 或 40qn	

2.保护胃黏膜药物　替普瑞酮、铝碳酸镁、硫糖铝、胶体枸橼酸铋、马来酸伊索拉定(盖世龙)、蒙托石、麦滋林、谷氨酰胺胶囊等均有不同程度制酸、促进溃疡愈合作用。

(三)根除幽门螺杆菌治疗

对幽门螺杆菌感染引起的消化性溃疡,根除幽门螺杆菌不但可促进溃疡愈合,而且可以预防溃疡复发,从而彻底治愈溃疡。因此,凡有幽门螺杆菌感染的消化性溃疡,无论初发或复发、活动或静止、有无并发症,均应予以根除幽门螺杆菌治疗。

在根除幽门螺杆菌疗程结束后,继续给予一个常规疗程的抗溃疡治疗(如 DU 患者予 PPIs 常规剂量、每日 1 次、总疗程 2～4 周,GU 患者 PPIs 常规剂量、每日 1 次、总疗程 4～6 周,是最理想的。这在有并发症或溃疡面积大的患者尤为必要,但对无并发症且根除治疗结束时症状已得到完全缓解者,也可考虑停药。

(四)NSAID 溃疡的治疗、复发预防及初始预防

对服用 NSAID 后出现的溃疡,如情况允许应立即停用 NSAID,如病情不允许可换用对黏膜损伤少的 NSAID 如特异性 COX-2 抑制剂(如塞来昔布)。对停用 NSAID 者,可予常规剂量常规疗程的 H_2-RA 或 PPIs 治疗;对不能停用 NSAID 者,应选用 PPIs 治疗(H_2-RA 疗效差)。因幽门螺杆菌和 NSAID 是引起溃疡的两个独立因素,因此应同时检测幽门螺杆菌,如有幽门螺杆菌感染应同时根除幽门螺杆菌。溃疡愈合后,如不能停用 NSAID,无论幽门螺

杆菌阳性还是阴性都必须继续 PPIs 或米索前列醇长程维持治疗以预防溃疡复发。对初始使用 NSAID 的患者是否应常规给药预防溃疡的发生仍有争论。已明确的是,对于发生 NSAID 溃疡并发症的高危患者,如既往有溃疡病史、高龄、同时应用抗凝血药(包括低剂量的阿司匹林)或糖皮质激素者,应常规给予抗溃疡药物预防,目前认为 PPIs 或米索前列醇预防效果较好。

(五)难治性溃疡的治疗

首先须作临床和内镜评估,证实溃疡未愈,明确是否 H. pylori 感染、服用 NSAID 和胃泌素瘤的可能性,排除类似消化性溃疡的恶性溃疡及其他病因如克罗恩病等所致的良性溃疡。明确原因者应作相应处理,如根除 H. pylori 停用 NSAID。加倍剂量的 PPIs 可使多数非 H. pylori 非 NSAID 相关的难治性溃疡愈合。对少数疗效差者,可做胃内 24 小时 pH 值检测,如 24 小时中半数以上时间的 pH<2,则需调整抗酸药分泌治疗药物的剂量。

(六)溃疡复发的预防

有效根除幽门螺杆菌及彻底停服 NSAID,可消除消化性溃疡的两大常见病因,因而能大大减少溃疡复发。对溃疡复发的同时伴有幽门螺杆菌感染复发(再感染或复燃)者,可予根除幽门螺杆菌再治疗。下列情况则需用长程维持治疗来预防溃疡复发:①不能停用 NSAID 的溃疡患者,无论幽门螺杆菌阳性还是阴性(如前述)。②幽门螺杆菌相关溃疡,幽门螺杆菌感染未能被根除。③幽门螺杆菌阴性的溃疡(非幽门螺杆菌、非 NSAID 溃疡)。④幽门螺杆菌相关溃疡,幽门螺杆菌虽已被根除,但曾有严重并发症的高龄或有严重伴随病的患者。长程维持治疗一般以 PPIs 常规剂量的半量维持,而 NSAID 溃疡复发的预防多用 PPIs 或米索前列醇,已如前述。半量维持疗效差者或有多项危险因素共存者,也可采用全量分两次口服维持。也可用奥美拉唑 10mg/d 或 20mg 每周 2～3 次口服维持。对维持治疗中复发的溃疡应积极寻找可除去的病因,半量维持者应改为全量,全量维持者则需改换成 PPIs 治疗。维持治疗的时间长短,需根据具体病情决定,短者 3～6 个月,长者 1～2 年,甚至更长时间。无并发症且溃疡复发率低的患者也可用间歇维持疗法,有间歇全量治疗和症状性自我疗法(symptomatic self control,SSC)两种服法,前者指出现典型溃疡症状时给予 4～8 周全量 PPIs 治疗,后者指出现典型溃疡症状时立即自我服药,症状消失后停药。

(七)消化性溃疡治疗的策略

对内镜或 X 线检查诊断明确的 DU 或 GU,首先要区分有无 H. pylori 感染。H. pylori 感染阳性者应首先抗 H. pylori 治疗,必要时在抗 H. pylori 治疗结束后再给予 2～4 周抗酸分泌治疗。对 H. pylori 感染阴性者包括 NSAID 相关性溃疡,可按过去的常规治疗,即服用任何一种 PPIs,DU 疗程为 4～6 周,GU 为 6～8 周。也可用胃黏膜保护剂替代抗酸分泌剂治疗 GU。至于是否进行维持治疗,应根据溃疡复发频率、患者年龄、服用 NSAID、吸烟、合并其他严重疾病、溃疡并发症等危险因素的有无,综合考虑后决定。由于内科治疗的进展,目前外科手术主要限于少数有并发症者,包括:①大量出血经内科治疗无效。②急性穿孔。③瘢痕性幽门梗阻。④胃溃疡癌变。⑤严格内科治疗无效的顽固性溃疡。

(八)预后

由于内科有效治疗的发展,预后远较过去为佳,死亡率显著下降。死亡主要见于高龄患者,死亡的主要原因是并发症,特别是大出血和急性穿孔。

第六节　胃排空异常

一、胃排空紊乱类型

(一)排空延迟

儿童及成人肥厚性幽门梗阻、胃窦癌、消化性溃疡致幽门狭窄及胃息肉脱垂均可引起胃排空的机械性梗阻。有些患者并无胃出口机械性梗阻,但因有胃功能障碍,也可引起胃排空延迟。远端胃功能障碍时,由于研磨食物的功能受损,表现为固体食物排空延迟,而近端胃功能障碍时,由于胃腔内压力降低,固体及液体排空均延迟。临床上表现为食欲不振、餐后持续上腹饱满、恶心、呕吐和腹痛等。此外,代谢紊乱如低血钾、高血钙、低血钙、低血镁、甲状腺功能减退、尿毒症、肝性脑病、高血糖、酸中毒、腹部手术后及病毒性胃肠炎时均可有暂时性胃排空迟延(表3-5)。

表3-5　胃排空延迟的原因

急性	慢性
创伤	糖尿病
手术后肠梗阻	甲状腺功能减退
胃恶性肿瘤	全身性硬皮病
粪石	系统性红斑性狼疮
急性胃肠炎	皮肌炎
过度营养	肌营养不良
代谢性疾病	家族性自主神经功能异常
高血糖,酸中毒,低血钾,高血钙,低血镁,肝性脑病,黏液性水肿,甲亢	神经精神因素
	神经性厌食,贪食症
生理因素	淀粉样变
迷走神经兴奋,胃扩张,胃内压力增高	恶性贫血
药物	脊髓灰质炎
抗胆碱能药,抗抑郁药,尼古丁,鸦片制剂,右旋多巴,前列腺素,避孕药,β-肾上腺素阻滞剂,高密度酒精	消化性溃疡
	迷走神经切除术后
激素	肿瘤引起的胃轻瘫
	特发性胃节律紊乱
促胃液素,胰高糖素,雌激素,胆囊	慢性病毒感染
收缩素,前列腺素	假性梗阻(神经肌肉病变)

胃手术后,一般将无胃出口梗阻而不能进固体或液体持续3周以上者作为术后持久胃排空延迟。迷走神经切断加幽门成形术后1.4%的患者,迷走神经切断加胃窦切除术后2.4%

的患者有持久的非机械性胃排空延迟。在胃次全切除患者中有3％胃排空延迟。萎缩性胃炎有固体食物和液体排空延迟。胃食管反流病有固体或液体排空延迟。朱有玲等报告 GERD 时 36.7％患者有胃排空延迟，提示存在胃运动功能障碍。幽门前溃疡及同时有胃和十二指肠溃疡病者有胃排空延迟。某些药物，如鸦片类、抗胆碱能制剂可引起胃排空延迟。β肾上腺能药物，如异丙肾上腺素、沙丁胺醇引起排空延迟。高浓度酒精使液体排空延迟。

（二）排空加速

胃排空加速见于卓-艾综合征患者，部分患者十二指肠溃疡患者胃固体排空加快，而液体排空正常。胃手术后患者在餐后 10～30 分钟出现的上腹饱胀、恶心、呕吐、腹泻、软弱为早期倾倒综合征。餐后 1～3 小时发生心悸、出汗、软弱者为迟发倾倒综合征。胃排空过快为引起倾倒综合征的主要原因。胰腺外分泌不足和乳糜泻可引起胃排空加快（表3-6）。

表3-6　胃排空加速因素

手术后
　　幽门成形术后
　　胃大部切除术后（巴氏Ⅰ式或Ⅱ式）
疾病
　　十二指肠溃疡
　　胃泌素瘤
　　甲状腺功能亢进
　　乳糜泻
激素
　　甲状腺素
　　胃动素
　　抑胃肽
药物
　　红霉素
　　罗红霉素
　　克拉霉素

（三）手术后胃轻瘫

发生急性手术后胃轻瘫其机制之一是因胃电活动节律紊乱所致，即胃动过速是由胃窦的异位起搏点所致，其特征是存在一高出正常频率的异常节律。表现为胃收缩过速的异常电节律，这种快速的电活动常常伴随运动静止状态，因此，没有与胃收缩过速相应的压力测定结果。临床上表现为腹胀满、恶心和呕吐。有关手术后胃轻瘫的病理生理尚不明了。

二、胃排空异常诊断

胃排空过快或延缓在临床症状上有较大的重叠，表现为上腹胀、早饱、上腹痛、恶心等症状，但当排空过快时，除上述症状外，常常伴有腹泻、肠痉挛以及血管舒缩症状等"倾倒综合征"样症状。两者在治疗上有差异，因此鉴别很重要。

胃排空及胃动力常用的检查方法见表3-7。当患者有消化系统症状，而通过一系列的检查排除器质性病变时，应考虑进行必要的动力学检测。有下列情况时应考虑作动力功能检查：①不明原因胃潴留。②功能性消化不良患者伴有明显的胃排空延迟症状者。③伴有影响胃动力的全身性疾病如糖尿病胃轻瘫。

表 3-7 胃动力及胃排空的检测方法

胃动力测定	胃排空测定
灌注式测压法	闪烁扫描技术
气囊式测压法(恒压检测仪)	超声检查
无线电遥测法	放射线不透光标志物法
微型腔内换能器法	胃表面阻抗
	胃体表胃电图
	呼吸氢试验
	药代动力学间接检测法
	磁性示踪法

（一）胃窦幽门十二指肠压力测定

1.适应证 ①有消化不良症状,经内镜或 X 线检查排除器质性病变。②如有梗阻症状但经内镜划造影排除机械性梗阻。③一些内分泌、代谢性和精神性疾病如有明确胃排空延缓者。

由于胃在消化间期和消化期(进餐后)有不同形式的收缩运动,应用仪器记录分析,能帮助阐明动力障碍的性质和部位,与胃排空检查有互补作用,测压的指标包括:①消化间期的移行性运动复合波(MMC)各相的时限及所占比例。②消化期的收缩次数,收缩幅度和动力指数等。如餐后胃窦收缩频率<50 次/h,平均幅度<30mmHg/2h 内,常表明动力降低,但测压技术分析比较复杂,记录时间长,受试者要配合插管和记录,在临床上难以推广。通过生理多导仪进行压力测定,可以发现超过 70% 胃轻瘫患者有胃或肠压力的异常,主要有胃窦运动低下、幽门痉挛、胃窦幽门十二指肠运动失调和 MMC 缺失。

2.临床意义 胃窦幽门十二指肠测压有助于区分肌源性还是内源性或外源性神经病变。累及肌肉病变者常有正常的动力形式,但压力异常。相反,影响内源性或外源性神经病变者常表现有 MMC 的形式和推进异常以及不能将消化间期动力形式转换为消化期动力形式,在临床上表现为假性肠梗阻的表现。胃窦幽门十二指肠测压通常适用于可疑有胃轻瘫的患者,如糖尿病胃内压力降低为诊断提供一个依据。

（二）胃电图

用 24 小时携带式胃电图监测变化,胃排空迟缓时如功能性消化不良,糖尿病性胃轻瘫、胃切除术后时,表现胃电过缓,慢波频率为 1~2.4cpm(正常 2.4~3.7cpm)。

（三）X 线摄影

一般说来,不透 X 线标志物常为不消化固体标志物,在消化期末胃强烈收缩时排出胃腔。如果这种不消化的固体标志物在胃内滞留很长时间,就可以诊断为胃排空延迟。

（四）B 型超声

禁食一夜后仍可发现有胃内食物残留,进标准餐后可发现胃体、胃窦运动低下或不协调,该方法简单、易行,无创伤性,患者易于接受,且在生理状态下观察,它不但可以了解胃排空功能,而且可以观察胃运动情况。常用的方法有:单切面实时超声显像法、胃窦容积测定法、全胃容积测定法等。其动态观察胃、十二指肠运动的指标有:胃窦收缩频率和幅度、胃窦运动指数、幽门开放时间、胃、十二指肠运动协调性和十二指肠——胃反流征。使用单切面实时超声显像法显示其液体餐胃半排空时间测定与核素法相近,但实时超声更能精确地检测流体餐胃运动的功能。缺点是:①不适合测定固体胃排空,故而应用受到限制。②如胃腔内或邻近肠腔气体较多可影响检查结果。③无法测定胃大部切除术后患者胃排空情况。

摄入试餐,常用无气水:常为温开水、蒸馏水、矿泉水,试餐后动态监测胃腔不同切面的径线变化,可计算出不同时间某一部分的体积和面积变化,从而获得胃排空情况。由于受到试餐成分、容量、检查方法等的影响,正常结果差异较大,侯晓华报告用温水试餐,胃半排空时间为 23.5 ± 5.94 分钟,刘永华用营养物液 400ml 胃半排空时间为 56 ± 12 分钟。

(五)放射性核素扫描测定

原理是将核素结合在液体或固体餐中,用带计算机的 γ 照相机连续记录在此过程中胃的影像和胃区内放射性下降的情况,并计算出胃排空时间。一般采取液体胃排空、固体胃排空以及液体——固体胃排空联合测定,该方法简单、安全、重复性好,能定量以及符合生理状况等特点,目前被认为是测定胃排空的金标准。Wengrower 等发现 88% 的特发性胃轻瘫患者有明显的液体排空障碍,其半排空时间为 36~180 分钟,而正常人为 8~26 分钟。它显示的是生理状态下的排空过程,但由于费用昂贵在国内难以普及。

胃排空测定分液体和固体两种试餐,多用固体试餐。显像剂目前多用 ^{99m}Tc-sc(^{99m}锝-硫化胶体)。固体试餐(油煎鸡蛋+方便面)正常胃半排空时间为 60.4 ± 16.2 分钟。

(六)呼气试验

用稳定和不稳定放射性核素碳标记在胃内不吸收,而于小肠快速吸收的物质,后者在肝脏中氧化逸出 CO_2,CO_2 经血液至肺,从呼吸道中呼出,测定呼出气体中的被标记 CO_2 的含量变化,就能够间接地反映胃排空情况。目前有 ^{13}C-醋酸盐呼气试验测定液体胃排空,^{14}C 或 ^{13}C-辛酸呼气试验测定固体胃排空,一般每隔 10~15 分钟采集呼出气体,共 4 小时,每一个时间点采集 2 个标本,用 β 放射闪烁计数器测定呼出气体 ^{14}C 含量,或用放射性核素质谱仪或气相色谱仪测定呼出气体 ^{13}C 含量,根据特定公式计算出胃排空时间。由于呼气试验与放射性核素对比研究有良好的相关性,受到的放射性损伤小,操作简便,无侵入性,重复性好,值得在临床上推广。

(七)磁共振成像术(MRI)

用钆络合物(Gd-DOTA)为顺磁性 MRI 造影剂,摄入后用 MRI 进行多层横断面扫描,即可显示主体影像,随着 Gd-DOTA 和食物一齐从胃内排出,MRI 显示的胃主体影像发生一系列变化,从而获得胃排空结果。MRI 无创伤性,避免了系统误差和个体误差,不受胃内气体、胃分泌的影响,同时了解胃排空和胃分泌功能,还能在重建的三维胃主体结构了解胃轮廓,研究胃排空和解剖结构的关系,与核素法比较,有良好的相关性、准确性高。

三、胃排空紊乱的治疗

(一)胃排空延迟(胃轻瘫)的治疗

继发于全身或代谢性疾病如糖尿病胃排空延迟,重要的是对原发病的治疗。促动力剂(prokinetic agents)是治疗胃轻瘫的理想药物。

1.饮食　因胃轻瘫患者难以容受常规三餐容量,故建议患者少量多餐。此外,由于胃轻瘫患者易形成粪石,需少用豆科类蔬菜。限制饮食中的脂肪含量可促进胃的蠕动。

2.药物 对胃排空有促进作用的药物可用于治疗胃轻瘫。促动力剂是指能增强胃肠道收缩力和加速胃肠运转和减少通过时间的药物。当患者仅有症状时,可用间歇治疗,疗程4～8周,当有基础疾病或重度症状时,应持续治疗。由于口服时促动力药在胃内的排空也受到延迟,故药物的起效减慢,静脉用药或肌内注射可改变这种情况。

(1)莫沙比利(mosapride,贝络纳,加斯清,瑞琪):是强效选择性 5-HT$_4$ 受体激动剂,其无多巴胺受体阻断及直接刺激胆碱能受体的作用,所以无相关的副作用。副作用较少,孕妇和哺乳期妇女、儿童及青少年、有肝肾功能障碍的老年患者慎用。常用剂量为 5mg,每日 4 次,餐前 30 分钟和晚上 9 时服药。

(2)盐酸伊托必利(itopride hydrochloride,为力苏,eithon):本品具有多巴胺 D$_2$ 受体拮抗活性和乙酰胆碱酯酶抑制活性,通过两者的协同作用发挥胃肠促动力作用。由于拮抗多巴胺 D$_2$ 受体活性的作用,因此,尚有一定抗呕吐作用。

本品口服后在胃肠迅速吸收。经肝脏首过代谢,其相对生物利用度约 60%,食物对本品生物利用度没有影响。在肝脏主要通过黄素单加氧酶途径转化代谢。其代谢产物主要肾排泄。清除半衰期约 6 小时。其促动力作用在治疗剂量范围内与剂量呈线性相关。

为力苏用于因胃肠动力学减慢引起的消化吸收不良症状,包括上腹部饱胀感、上腹痛、食欲不振、恶心和呕吐等症状,如功能性消化不良、食管反流病、慢性胃炎、胃轻瘫等。

成人每次 50mg,3 次/d,餐前口服。根据患者年龄和症状可相应调整课题。若用药 2 周后症状改善不明显,宜停药。

不良反应很少(<0.1%)发生皮疹、潮红和瘙痒等过敏现象。偶尔(0.1%<5%)发生腹泻、便秘腹痛和唾液增加等症状。偶尔出现头痛、易激惹和眩晕、白细胞减少、尿素氮和肌酐水平增高、胸背痛和疲乏感等。

(3)胃肠运动节律双向调节剂:目前用于临床的制剂有马来酸曲美布汀、马来酸三甲氧苯丁氨酯片(cerekinon,舒丽启能、援生力维、诺为等)。

直接作用于消化吸收道平滑肌,调节异常的消化吸收道运动。

胃肠运动低下状态时:①抑制 K$^+$ 的通透性,引起去极化,从而促进平滑肌收缩,使运动增加。②作用于肾上腺素能神经受体,即作用于外周(ENS)阿片受体 μ_2 受体,抑制去甲基肾上腺素释放,从而增加运动节律。③解除对胆碱能神经的抑制性调节,使乙酰胆碱释放增加,促进平滑肌收缩使运动增加。

胃肠运动亢进状态时:①抑制 Ca^{2+} 的通透性,抑制平滑肌收缩,使运动减少。②主要作用于胆碱能神经 κ 受体,抑制乙酰胆碱释放,从而改善运动亢进状态。

药理作用:①胃运动调节作用,可使胃自律运动的振幅减小,使其趋于规律的节律性收缩;抑制运动功能亢进肌群的运动,可增进运动功能低下肌群的运动。②诱发成人生理性消化道推进运动,用于治疗便秘。③使胃排空减弱得到改善,同时还可使胃排空功能亢进得到抑制。④对肠运动作用可抑制大肠运动亢进,对肌肉紧张度低有增加紧张的作用。⑤食管下段括约肌调节作用降低四肽促胃泌素负荷引起的内压上升,同时也能使肠促胰液素引起的内压的降低得到回升。⑥对消化道平滑肌的直接作用使胃肠蠕动增强。

常用剂量:100～200mg,3 次/min。饭前 15～30 分钟,口服。治疗肠易激综合征 8 周为 1 个疗程,治疗胃轻瘫可用更长时间。

3.针灸治疗 药物治疗无效时,可采用针灸治疗。针刺常用一些与胃肠道有关穴位,可明显促进胃肠蠕动,增加胃肠道的排空。文献采用针灸法,主穴为足三里(双)、三阴交(双)、太溪(双)、中脘。配穴为纳呆、乏力者加脾俞、阴陵泉;怕冷、尿多者加肾俞;呕吐频繁加内关,均取双侧。

(二)胃排空加速的治疗

1.胆碱能受体拮抗剂(抗胆碱药) 阻滞 M 胆碱受体,能解除平滑肌的痉挛,抑制腺体的分泌和胃肠运动等。副作用较多,常有口干、眩晕,严重时瞳孔散大、皮肤潮红、心率加快、兴奋、烦躁、谵语、惊厥。青光眼及前列腺肥大患者禁用。常用药物:①阿托品:0.3mg,3～4 次/d,疼痛重时可肌内注射 0.5mg。②山莨菪碱(654-2):口服,一次 5～10mg,3 次/d,疼痛重时可肌内注射或静脉注射,成人一般剂量 5～10mg,1～2 次/d,也可经稀释后静脉滴注。

2.钙离子拮抗剂 是一类选择性地减少慢通道的 Ca^{2+} 内流,因而降低细胞内 Ca^{2+} 的浓度而影响细胞功能。钙拮抗剂可减轻胃肠平滑肌收缩。常用制剂有:①硝苯地平(商品名,心痛定):口服,5～10mg,15～30mg/d,不良反应常见面部潮红、心悸、窦性心动过速。低血压患者慎用;孕妇禁用。②匹维溴铵(商品名得舒特):作用于平滑肌细胞,能减少平台期慢波,抑制钙内流,故而可减少肠道的收缩活动,产生抗痉挛作用,恢复正常的肠道动力。且对心血管平滑肌细胞的亲和力很低,故不会引起心血管系统的不良反应,副作用少,患者对药物的耐受性好。少数患者服药后可有腹痛、腹泻或便秘,偶见皮疹、瘙痒、恶心、口干等。儿童和孕妇禁用。用法:口服,每次 50mg,3 次/d,必要时每日可增至 300mg。切勿嚼碎,于进餐前整片吞服,不宜躺着和在就寝前吞服药片。

3.胃肠激素

(1)胃泌素和胆囊收缩素(CCK):它们广泛存在于胃肠道和神经系统(NS),可抑制近端胃收缩,加强幽门收缩,抑制胃排空。其机制可能是:直接作用、神经反射和中枢作用。

(2)PP 肽族:以酪酪肽(PPY)为主,它能明显抑制胃平滑肌收缩;引起胃松弛;抑制胃排空。其作用机制为 PPY 与胃部胆碱能神经元突触前的 PPY 受体结合,抑制胆碱能神经递质传递。PPY 与胃平滑肌上受体结合后动员细胞内 Ca^{2+},抑制腺苷酸环化酶活性,使胞内 cAMP 水平下降,影响平滑肌活动。而神经肽 Y(NPY)结构与 PPY 相似,广泛分布于 NS,其作用机制相似,但有关 NPY 对胃运动和胃排空影响的报道目前还比较少。

(3)促胰液素、胰高血糖素族:胰高血糖素(GIU)和促胰液素(Sec)均能抑制胃排空。

(4)VIP 在胃肠道和 NS 浓度最高,是被公认为 NACA 抑制系统的神经介质,以 CAMP 为第二信使介导 VIP 的生理效应-抑制胃排空。

(5)其他尚有甘丙肽(Gal)、生长抑素(SS)、胃动素(MOT)、阿肽(OP)等均为抑制性物质,可导致胃排空延迟。值得提出的是,胃肠激素尚未广泛用于胃排空加速。

第七节 功能性消化不良

消化不良(dyspepsia,DP)一词来自希腊文,是指持续性或反复发作性的上腹部不适,还可包括下列症状中的一项或数项:餐后饱胀、腹部胀气、嗳气、早饱、厌食、恶心、呕吐、胃灼热、胸骨后痛、反胃等。

功能性消化不良(FD)是一常见的症候群。FD 的发病情况由于其定义内涵和研究方法不同,国际上各家报告差异很大,据估计,国内 FD 在社会人群中患病率在 10%～30%,占消化内科门诊就诊人数的 40% 左右。

一、病因与发病机制

(一)胃酸

有关 FD 与胃酸分泌相关性的研究,并未发现 FD 与胃酸分泌的高低有确切的相关性,Collen 等研究 66 例 FD 患者基础胃酸与正常对照比较无差异,临床上 80% 的 FD 患者应用抗酸治疗无效均说明 FD 发病与胃酸分泌高低无确切相关性。但 FD 患者对五肽胃泌素刺激试验呈高酸分泌反应,部分 FD 患者可诱发上腹部症状的加重,提示可能存在对酸的敏感性增加。

(二)慢性胃炎和十二指肠炎

有 50%~80% 的 FD 患者伴有慢性胃炎,20% 患者伴有十二指肠球炎。张锦坤等报告 267 例非溃疡性消化不良患者中。75% 内镜诊断为慢性胃炎,组织学 63% 为浅表性炎症。也有人观察到伴有十二指肠炎(非糜烂型)的 FD 患者,接受酸灌注试验时诱发腹痛症状,说明十二指肠存在对酸的敏感性,可能是这部分患者发生消化不良症状的机制。

(三)幽门螺杆菌感染

幽门螺杆菌(H. pylori)感染与 FD 之间关系颇有争议:

1. H. pylori 与 FD 人发病关系密切　其根据:①在慢性胃炎患者 85% 有 H. pylori 感染。②研究发现,有嗳气、腹胀的 FD 患者 H. pylori 感染率高,这部分患者胃酸分泌增加,当根治 H. pylori 后其胃酸分泌正常,推测 H. pylori 与 FD 相关机制可能是通过 H. pylori 刺激泌酸增高有关。③H. pylori 感染的 FD 患者胃排空延迟和胃运动减弱,根治 H. pylori 后胃动力恢复正常症状消失,而未根治 H. pylori 者,其消化不良症状持续存在,说明 H. pylori 感染与 FD 有关。

2. H. pylori 感染与 FD 发病无直接关系　①流行病学调查并未证实 FD 患者的 H. pylori 感染率高于健康的群。②H. pylori 感染的 FD 患者症状积分与无 H. pylori 感染对照组并无显著差异。③FD 患者,胃窦黏膜检出率为 65%~75%。然而,有相当一部分本病患者临床症状很明显,而不能证实伴有 H. pylori 感染,况且,即使 H. pylori 阳性的 FD 患者,经治疗,H. pylori 根除后,其消化不良症状并不一定随之消失。④H. pylori 阳性组和阴性组的 FD 患者之间胃压力测定结果亦无明显差异。总之,H. pylori 在 FD 中的做用还需要作深入的研究。

(四)胃肠运动功能障碍

有 20%~50% 的患者有消化道运动功能障碍,涉及食管、胃、肠和胆道等功能异常,特别是胃的运动功能障碍被认为是 FD 发病的重要病理生理机制。

1. 胃排空迟缓　30%~50% 的 FD 患者伴胃排空迟缓,以固体为主,也存在液体排空时间延长,特别是动力障碍样的 FD 更为明显。

2. 餐后胃窦动力低下　在某些功能性消化不良的患者,胃内压测定和 MMC 记录发现胃运动减弱,特别是在餐后消化间期 MMCⅢ相缺如或幅度下降,使胃清除不消化物质能力下降以及胃窦-幽门-十二指肠运动的协调性紊乱。

3. 十二指肠胃反流增加　过量的胆汁反流入胃与消化不良症状有关。FD 患者在禁食状态下,由于胃窦动力受损导致十二指肠-胃反流。但目前研究并不能确切 FD 的症状特点与十二指肠反流与否或反流程度的密切相关性。

（五）胃电异常

Talley 等曾报告，伴有恶心呕吐患者的胃电图显示有胃电节律异常。FD 患者胃电节律紊乱包括胃动过速（tachygastrias）、胃动过缓（Bradygastrias）和混合型节律紊乱（mixed dysrhythmias）。FD 患者的胃肠运动功能障碍发生的机制可能与中枢神经系统的调节失调，内脏感觉异常，疼痛阈值低，肠神经系统障碍和激素等多种因素有关。

（六）精神、心理因素和应激

通过问卷调查研究发现，FD 患者在个性异常，焦虑、抑郁、疑病等积分高于正常对照和十二指肠溃疡患者。女性 FD 患者，社会地位低下尤为明显。有研究报告，FD 患者生活中应激事件发生较频繁，并常伴一些精神和心理方面的异常。但也有些研究未证实实验性急性压力对 FD 患者和健康人的胃排空，胃窦动力和 MMC 的影响有任何不同。一些环境食物等因素如饮酒、茶、咖啡及 NSAID 等与 FD 症状关系尚无定论，但不同个体的 FD 患者，可能对某种环境和食物不耐受。

总之，虽然精神应激与环境对 FD 有影响，但尚不能确定它们在 FD 发病中的确切作用和因果关系。

二、诊断

（一）临床表现及分型

FD 的常见症状为：上腹部不适或疼痛、腹胀或早饱、反酸、嗳气、胃灼热、恶心、呕吐、胸骨后疼痛等。

为了便于临床观察及选择治疗方法，根据症状特点 1989 年芝加哥 FD 专题国际会议将其分为 5 个亚型：①运动不良样亚型（DML）：以腹胀、早饱、嗳气为主要表现。②溃疡样亚型（UL）：以规律性餐前腹痛，进食后可缓解，反酸为主要表现。但胃镜检查并未证实有消化性溃疡。③反流样亚型（RL）：突出表现为胃灼热、反酸或反胃。④吞气症（AL）：反复嗳气、打嗝，可伴有上腹胀和恶心，嗳气后上腹不适症状常无明显减轻。情绪激动之后更明显。⑤非特异性型（US）：消化不良的临床表现不能归入上述类型者，常合并肠易激综合征。

然而以上亚型之间存在重叠现象，并且很多 FD 患者常同时伴有胃食管反流和肠易激综合征的症候群，因此，根据国际标准Ⅱ将伴有胃灼热、反酸、吞咽疼痛等的消化不良患者从 FD 范围剔除，归入胃食管反流病，而将 FD 分为三个亚型。

1.溃疡样消化不良　它是以消化性溃疡的症状为特征而没有溃疡的存在。

2.动力障碍样消化不良　胃排空延缓症状为主。

3.非特异性消化不良　包括不适合于以上 2 组的消化不良。

（二）详细了解病史和认真查体

对以消化不良就诊的患者，详尽的询问病史和查体是非常重要的。如果症状典型，如与进餐有关的腹痛、腹胀、早饱、嗳气，具有慢性，持续至少 4 周以上或多年反复发作的特点伴有或不伴有精神、心理或应激因素，基本可以排除器质性消化不良，但确定诊断 FD 前必须注意以下几点。

1."报警"信号有无　报警信号系指与器质性消化系疾病有关的症状、体征，如年龄 45 岁以上近期发病进行性加重，吞咽困难、呕血黑粪，贫血黄疸，发烧，体重下降等，提示有器质性疾病。

2.诱发因素　询问有无诱发症状发作相关的应激事件,精神压力、心理因素,如果明确存在,提示 FD 可能。

3.上腹痛的特点　如果以腹痛为主的主诉,应询问疼痛的部位,性质与进餐的关系和既往服用制酸药的反应等。以除外消化性溃疡或胆系疾病。

(三)随访

初诊为 FD 的患者,应进行至少 4 周的随访,以排除器质性病变的早期表现。

(四)FD 的诊断标准

必须满足以下至少四种情况中的 1 条:①餐后饱胀不适。②早饱。③上腹痛。④上腹烧灼感。

同时除外可引起上述事实症状的器质性疾病(包括内镜检查)。

诊断前症状出现了至少 6 个月,近 3 个月满足以上诊断标准。

FD 亚型:

餐后不适综合征,必须满足以下 1 条或 2 条:①发生在正常进食量后的餐后饱胀不适感,并且每周发作数次。②早饱感阻止了进常规量饮食,并且每周发作数次。

诊断前症状出现了至少 6 个月,近 3 个月满足以上诊断标准。

支持条件有:①上腹膨胀、餐后恶心或大量嗳气。上腹痛综合征可同时存在。②上腹痛综合征可同时存在。

上腹痛综合征,必须满足以下所有条件:①每周至少 1 次,至少中等程度不同的上腹部疼痛或烧灼感。②疼痛为间断发作。③不是全腹痛、疼痛不在其他部位或胸部。④排便或排气后不能缓解。⑤不符合胆囊或 Oddi 括约肌功能疾病的诊断标准。

诊断前症状出现了至少 3～6 个月,近 3 个月满足以上诊断标准。

支持条件有:①疼痛可为烧灼样,但不向胸骨后传导。②疼痛的常由进餐诱导或缓解,但也可能是发生在禁食时。③餐后不知综合征可同时存在。

正确诊断 FD 是相当困难的,注意有无报警症状和应激等诱因。所谓报警症状是指近期有无明显原因的消瘦(体重减轻＞3kg)、贫血、消化道出血(如黑便)、吞咽困难、反复呕吐、发热、黄疸、腹痛或腹部肿块等。且无报警症状,多为功能性消化不良,可进行短期试验治疗,如无效应进行检查;而症状进行性加重,年龄大于 46 岁,或出现报警症状等,必须进行全面检查,以排除器质性病变。

根据国内学者的研究和大量临床实践,以及国外学者的观点,综合起来看,下述标准既严格规定了病例选择的范畴,又具有临床实用价值,亦便于国际间交流:①上腹痛、腹胀、早饱、嗳气、反酸、胃灼热、呕吐等上腹部症状超过四周。②内镜检查未发现溃疡、糜烂、肿瘤等器质性病变,未发现食管炎,也无上述疾病史。③实验室、B 超、X 线等检查排除肝胆胰及肠道器质性疾病。④无糖尿病、结缔组织病及精神病等全身性病变。⑤无腹部手术史。⑥追踪 2～5 年,2 次以上胃镜检查未发现新的器质性病变。其中 1～4 项为临床诊断标准,5～6 项为科研要求的附加标准。

内镜和影像检查的目的是除外有无器质性消化不良的病因,血生化、血糖的检测除外有无糖尿病、进行性系统性硬皮病等继发因素。

FD 时有胃排空延迟,内脏高敏感性、心理和精神障碍、H. pylori 感染等,对 FD 的发病和诊断均有一定价值。

（五）鉴别诊断

FD 的鉴别诊断首先应与器质性消化不良相鉴别，因为这是关系到患者预后的大事。其次与其他慢性胃病如慢性胃炎、消化性溃疡及慢性胆囊炎相鉴别。

肠易激综合征患者可以有胃肠的症状，与 FD 患者的症状酷似，应将 FD 和 IBS 伴有 FD 症状的患者加以区别。此外，功能性胆道功能紊乱也可以表现为上腹部不适或疼痛，但常有一过性转氨酶、胰淀粉酶上升或胆道扩张，应予以除外。

三、治疗

目前 FD 的治疗尚无特异手段，主要是对症治疗。多数学者主张尽量按临床分型并个体化用药。对症状较重或病程较长，已明显影响生活质量的病例，根据有无胃肠动力、感觉及心理障碍情况，制订治疗方案，使患者树立信心，配合治疗。不是所有的 FD 患者均需要药物治疗，安慰剂可能有效，少数患者可自行缓解。当症状对患者生活质量产生明显影响时，可以考虑采用间歇性的治疗（如 2～4 周）。

（一）运动障碍型

1. 饮食控制　运动障碍型 FD 应避免摄入能诱发症状或产气过多的食物如红薯、土豆等。由于大量脂肪、蛋白质不利于胃的排空，应多次少餐。

2. 心理治疗或心理干预　Haug 等指出，采用心理学方法治疗 FD 能缓解症状，提高生活质量。对于具有心理应激及自主神经功能紊乱的患者，心理干预在 FD 治疗中的作用尤为重要。要求医生具备足够的同情心、耐心及医学艺术。帮助患者正确认识症状发生的机制及诱因，建立战胜疾病的信心；疏导心理障碍及负性情绪，耐心解答患者提出的各种疑问，建立良性行为模式；与其家人一起，共同帮助患者制订出日常生活计划和实施步骤，确立正确的生活方式；针对症状，在给予一定的消化道药物的同时，适当加一些抗焦虑、抗抑郁的药物，如帕罗西汀、戴安神等；做好随访跟踪工作，建立良好的医患关系，使患者对治疗方案有更好的顺从性。

3. 促动力药物应用　常用的药物有甲氧氯普胺、多潘立酮、西沙比利、莫沙比利、伊托必得及红霉素等。这些药物的促动力效应可能和阻断多巴胺受体（吗丁啉、甲氧氯普胺）、刺激突触前的 $5-HT_4$ 亚型受体（西沙必利）和刺激胃动素受体（红霉素）有关。近年尚在研究中的药物有红霉素衍生物、胆囊收缩素拮抗剂、鸦片制剂拮抗剂等。

4. 根除 H. pylori 的治疗　H. pylori 阳性、轻度慢性胃十二指肠炎，如对以上治疗疗效不佳时，可试用抗 H. pylori 的治疗。可试用胶体铋剂、奥美拉唑、阿莫西林、甲硝唑、四环素、呋喃唑酮等。现有证据表明，在绝大多数 H. pylori 阳性的 FD 患者，根除 H. pylori 的治疗并不能使患者的症状得以改善。

5. 抗焦虑及抗抑郁剂治疗　抗抑郁治疗能有效地缓解抑郁及消化不良症状，对内科治疗无效的 FD 患者应考虑使用抗抑郁剂。临床上常使用多虑平（多塞平）、安定类及氟西汀类等。FD 的抗抑郁治疗应首选氟西汀和帕罗西汀。氟西汀（fluoxetine，氟苯氧丙胺，百优解，优克），为非三环类新一代抗抑郁药，可选择性地抑制中枢神经系统 5-HT 的再摄取，延长和增加 5-HT 的作用，从而产生抗忧郁作用。20mg，1 次/d，病情需要时可增加到 80mg/d。老年人的起始剂量 10mg/d。副作用较轻，常见不良反应有失眠、恶心、易激动、头痛、运动性焦虑、精神紧张、震颤等，多发生在用药初期。有时出现皮疹。大剂量用药（每日 40～80mg）时，可出现精神症状。长期用药常发生食欲减退或性功能下降。帕罗西汀（paroxetine，氟苯哌苯醚，赛乐特 seroxat）具有很强的阻止 5-HT 再吸收的作用，常用剂量时，对其他递质无明显影响。通过组织 5-HT 的再吸收而提高神经突触间隙内 5-HT 的浓度，从而产生抗抑郁作用。用法：口服，平均 1 天剂量范围在 20～50mg，一般从 20mg 开始，1 次/d，饭时服用。连续用药 3 周。以后根据临床反应增减剂量，1 次增减 10mg，间隔不得小于 1 周。有癫痫或躁狂病史者慎用。妊娠和哺乳期妇女不宜使用。

（二）反流样型

1.饮食控制　注意生活规律，避免过劳及精神紧张，戒忌烟酒，少吃刺激性强的食物和生冷食物。尽量避免服用类固醇及非类固醇类抗炎药，必须服用者加用黏膜保护剂及抑酸剂。避免咖啡、巧克力、酸性食物及大量摄食，应减轻体重。

2.促动力药　可增加 LES 压力，加速食管内酸清除，减少反流常与抗酸剂合用。

3.抗酸剂　为传统治疗消化性溃疡的药物，原理是使酸碱中和，形成盐和水，从而提高胃液 pH 值，降低十二指肠酸负荷，减轻胃酸对十二指肠黏膜的刺激，以达到止痛效果。抗酸剂种类较多，由于单一制剂副作用较突出，其应用受到限制，目前多采用复方制剂。

（1）罗内片：是碳酸钙及重碳酸镁复方制剂，为薄荷味咀嚼片，服用后直接中和胃酸，迅速解除疼痛症状。一般用量为 2 片，3 次/d。

（2）达喜片：为"钙、镁、铝"三种药物的复方制剂，既中和胃酸，又吸附反流入胃内的胆汁酸盐。一般用量为 2 片，3 次/d。

4.抑酸剂

（1）抗胆碱能药：能够抑制迷走神经，阻断胃平滑肌上的胆碱能受体，从而减少胃酸的分泌。但由于抑制胃蠕动和延缓胃排空，当合并胃溃疡及上消化道出血时不宜使用；青光眼患者忌用；前列腺肥大者慎用。临床较常用的药物和用法：阿托品 0.3mg，3～4 次/d 口服，疼痛剧烈时可皮下或肌内注射 0.5mg；山莨菪碱每次 5～10mg，口服或肌内注射。

（2）质子泵抑制剂：常用的质子泵抑制剂有奥美拉唑、兰索拉唑、泮托拉唑、雷贝拉唑、埃索美拉唑（耐信）。

5.胃黏膜保护剂　可用胶体铋、果胶铋、胶体酒石酸铋（比特诺尔）、硫糖铝、施维舒（替普瑞酮，teprenone）等。

6.手术治疗　症状持续存在，反复药物治疗无效者，可考虑做胃底折叠术或内镜下下段食管黏膜缝扎术。

7.其他治疗　调整内脏感觉的药物（如 5-HT 受体拮抗剂、阿片受体激动剂）及中医治疗。

第四章 肠道疾病

第一节 细菌性痢疾

细菌性痢疾(bacillary dysentery, shigellosis)简称菌痢,是志贺菌属引起的肠道传染病。其基本病理特点是结肠的(浅)溃疡性炎症,主要临床表现为发热、腹痛、腹泻、里急后重和黏液脓血便。夏秋季多见,中毒型痢疾是病死的主要原因,病程长短不一,病情轻重悬殊。

一、病原学

志贺菌属(Shigella)为革兰阴性杆菌,菌体短小、有菌毛、无鞭毛、不活动、无荚膜,也不产生芽孢,能生长于普通营养琼脂,能分解葡萄糖而产酸,但不产气,不或迟分解乳糖,不产生 H_2S。根据菌体抗原不同,可分四个菌群(A、B、C、D),47 个血清型。A 群为痢疾志贺菌(12 个血清型),A 群 I 型毒力最大,而 A 群 II 型(斯密茨)毒力较弱。B 群为福氏志贺菌(16 个血清型),为最常见的菌群。C 群为鲍氏志贺菌(18 个血清型),D 群为宋内志贺菌(1 个血型),为第 2 个常见菌群。

A 群、B 群、D 群引起的临床表现不完全一样。A 群引起的全身症状最重,B 群引起的肠道局部症状重,且是慢性痢疾的唯一病原菌,D 型引起全身及局部症状均较轻。

细菌存在于患者和带菌者的粪便中,生存力较强,在水中、瓜果、蔬菜上,能存活 1～2 周以上,而对各种消毒剂比较敏感,很容易被其杀灭。对各种抗菌药物也很敏感,只是对抗生素容易产生耐药性。

各群志贺菌均能产生内毒素,是引起全身症状的因素,也产生外毒素(如细胞毒和肠毒素),是产生局部肠道症状的基础,志贺 I 型还能产生神经毒素,可引起较严重的全身症状。

二、流行病学

(一)传染源
患者和带菌者是传染源,其中慢性患者、非典型患者及带菌者,作为传染源的意义更大。
(二)传播途径
消化道传播,通过食物、水、生活用品或脏手。有时,在夏秋季,通过食品和水污染引起暴发性流行。
(三)人群易感性
普遍易感,病后可有一定免疫力,但短暂而不稳定,且群别、型别之间无交叉免疫,故易重复感染。
(四)流行特征
全年均可发病、夏秋季有明显高峰,年龄中以儿童的发病率最高,中青年其次。

三、发病机制和病理表现

志贺菌有很强的致病力,少量细菌(100～200 个)即可引起发病。首先志贺菌黏附于结肠黏膜的表面,而后凭借其侵袭能力,侵入肠黏膜并在其固有层繁殖,引起炎症,进而形成小脓疡,小脓疡破溃后在黏膜表面形成散在的浅表溃疡。此时脓血进入肠腔,并与黏膜表面的黏液排出体外,形成脓血黏液便。整个结肠均可受累,并且一般愈靠远端病变愈重,直肠的病变造成严重的里急后重。黏膜炎症引起结肠黏膜吸收水分功能障碍并蠕动增加,造成病初时的几次稀便。志贺菌大量繁殖时,也造成大量内毒素的吸收入血,引起发热、全身不适,还可肠痉挛而腹痛,出虚汗等。腹泻严重时可引起脱水、酸中毒,这在儿童比较多见,而成人很少见。内毒素的吸收,或因机体对之敏感,或吸收量大,可引起中毒性痢疾,成人多见中毒性循环衰竭,儿童多见中毒性脑病,均由全身小血管痉挛引起。也有休克与脑病,二者兼有者。此病还可引起少见的溶血尿毒综合征。

病理改变一般在结肠,但也有 20% 的患者可累及回肠下段。结肠病变一般以乙状结肠及直肠为显著。可见到肠黏膜弥漫性充血、水肿、有渗出物、散在出血点和散在浅表性溃疡。溃疡小而浅,故不易引起肠穿孔和肠大出血。慢性炎症时,肠黏膜充血呈暗红色、也可水肿,可看到黏膜肥厚、息肉增生,偶尔肠腔因纤维化而狭窄。

四、临床表现

潜伏期数小时到 7 天、多为 1～2 天。痢疾临床经过分 2 期,每期均有 3 型。

(一)急性细菌性痢疾

按轻重可分 3 型。

1.普通型(典型)　突然起病,发热(可伴发冷)、痉挛性腹痛(常阵发性、发生于便前)、腹泻。大便初为稀便,以后很快转成黏液便、黏液脓血便,最后全为黏液脓血所代替而无粪质。便量不多,但便次很多,每日 10 次以上,数十次者亦不少见。里急后重,有的患者以此不适为最大痛苦。左下腹压痛。几乎全部患者均有恶心,少部分患者呕吐,吐物常为胃内容,个别吐出肠内容。由于排泄量小,故于成人脱水者少见。

痢疾患者的发热,常持续数天,随着脓血便的排出,毒素也可排出。因此一般持续 2～4 天自退。发热等全身症状有时与腹痛、腹泻等局部症状轻重一致,但也有很多患者的二种症状不一致。

2.轻型(非典型)　此种类型患者在数量上占多数。全身症状,肠道症状均轻。不发热,或低热,腹泻不重,日数次,大便呈稀便,可有黏液,但无脓血。腹痛、里急后重均较轻。

3.中毒型　起病急骤,发冷多伴有寒战,体温很快升至 40℃,精神萎靡、嗜睡、或烦躁不安、面色青灰等全身中毒症状明显,但肠道症状可以很轻,甚至缺如。患者很快出现下述严重、凶险症状:循环衰竭-感染中毒性休克及脑病-中毒性脑病(嗜睡、昏迷、抽搐),甚至出现颅压增高,脑疝的各种症状。亦有,二者兼而有之的更凶险的表现。此时死亡率极高。

(二)慢性细菌性痢疾

按表现不同亦可分 3 型。

1.慢性迁延型　急性期之后,持续不愈,腹泻病程超过 2 个月,主要是肠道症状迁延不愈。腹痛、腹泻、大便不成形、有黏液、甚至有黏液脓血,便次多,一般在 10 次以内。但有些患者的便次不多,1～3 次/d,成形便或软便。也有便秘者,1 次/1～3d,成形便,或呈粪球状,但裹有黏液,或粘胨样物,有腹痛及较明显的里急后重。体检时左下腹部常能触及索条状物,且常有压痛。少数可有贫血、营养不良表现。

2.慢性反复发作型 急性痢疾后,每隔数月,或每年急性发作一次,发作时类似急性痢疾。发作间期大便正常,1~3次/d,但有些发作较频繁的患者,发作间期有便秘,大便也带黏液,酷似慢性迁延型的表现。

3.慢性隐匿型 急性痢疾后,自觉已经痊愈,但大便培养始终有志贺菌,而且乙状结肠镜检有典型的慢性炎症的肠黏膜表现。

五、诊断

在我国细菌性痢疾的诊断有两个层次,即初步的临床诊断及最后的确定诊断。临床诊断的根据是患者腹泻、腹痛、发热(可无)、里急后重(可无)和密切接触史(可无)。大便显微镜检查,每高倍镜视野有≥15个白细胞及少数红细胞(国家标准)。确定诊断的根据是,腹泻并有大便培养志贺菌阳性。临床诊断实际是一种由各种不同侵袭性病原菌(包括志贺菌)引起的渗出性腹泻的综合征诊断,它的可靠性差,特异性和敏感性均不高。

现在尚无痢疾的快速诊断。

六、鉴别诊断

细菌性痢疾需与许多疾病作鉴别。

(一)普通胃肠炎

要点是轻型痢疾的大便白细胞及红细胞数应符合标准,培养志贺菌阳性。而一般胃肠炎这二条均不具备。

(二)细菌性(胃肠型)食物中毒

食物中毒除有胃肠炎表现外,可以有大便的细胞数增多,有独特的流行特征,大便培养无志贺菌,而可能有沙门菌、弯曲菌、金黄色葡萄球菌、副溶血弧菌、腹泻原性大肠杆菌等病原菌,能从呕吐物,可疑食物中分离到同样病原菌。

(三)其他侵袭性病原菌引起的肠炎

临床表现及大便显微镜检查常与细菌性痢疾无区别,主要区别是大便培养无志贺菌,而有弯曲菌(空肠弯曲菌为代表)、沙门菌,尤其是鼠伤寒沙门菌、侵袭性大肠杆菌、类志贺毗邻单胞菌、气单胞菌、耶尔森菌等。

(四)阿米巴痢疾

症状一般较轻,腹痛常在右下腹。病程有时急性有时慢性。粪便有特殊腥臭、镜检红细胞较多而白细胞较少,有夏-雷结晶、并可找到溶组织阿米巴滋养体。肠镜检查无弥漫性充血,有散在的较深溃疡、溃疡口红晕,溃疡间黏膜常正常。

(五)呕吐、腹泻所致的低血容量性休克

应与中毒型痢疾的休克型相鉴别,前者常无感染中毒的全身症状(常无发热等),病史中吐泻的排泄量大而快,患者又得不到液体的补充,血压低,脉压尤小,对单纯扩容治疗效果明显。其次还应与宫外孕作鉴别,相同点是腹痛、腹泻、血压下降,不同点是宫外孕没有高热等中毒症状,没有明显的水和电解质丢失,一定是育龄妇女,如出血在继续,则低血压不易纠正,腹相对较胀满,可有移动浊音,腹腔穿刺有血性腹水等。

(六)流行性乙型脑炎

应与中毒性痢疾的脑病相鉴别,相同点是均在夏秋季,有高热、惊厥、昏迷。不同点是乙脑病症状(惊厥、昏迷等)出现较慢,一般在发热 2～3 天后逐步出现,而中毒型痢疾则发热半天、1 天即可出现。乙脑的粪检无异常,中毒型痢疾则无脑脊液检查异常。

(七)慢性细菌性病疾应与以下疾病鉴别

1.直肠癌、结肠癌　常有腹泻、脓血便,在继发感染时,还可有发热,因此用抗生素可使腹痛、腹泻有缓解效果。但在使用强有力的特效抗菌药物后仍有脓血便,则应考虑肠癌的可能性。大部分直肠癌肛指能触及,结肠癌时,需乙状结肠镜、纤维肠镜、钡灌肠 X 线检查进行确诊。

2.慢性血吸虫病　其可有腹泻、脓血便。但血吸虫病有以下特点:肝硬化表现;病史中有疫水接触史;乙状结肠黏膜活体组织检查,能查到血吸虫卵。

3.阿米巴痢疾　其见急性菌痢的鉴别诊断。

4.慢性非特异性溃疡性结肠炎　其也为慢性腹泻、反复脓血便,但此病大便以血为主,抗生素治疗无根本效果。肠镜检查可见黏膜充血、水肿、形状不规则的糜烂和浅溃疡,黏膜脆弱,碰之容易出血。钡灌肠 X 线检查可见黏膜紊乱,或毛刺样、锯齿样改变,结肠袋变浅,甚至消失。

七、治疗

(一)急性细菌性痢疾

1.一般治疗　注意消化道隔离,对危险职业患者(保育员、炊事员、饭厅工作人员等)的大便应多次培养,阴性后方可恢复工作。要注意休息,必要时卧床休息。应进流质、半流质及易消化饮食。

2.对症治疗　纠正水和电解质紊乱,可口服或静脉补液,补充量应是排泄量的一份半(即 1.5：1)。严重腹痛时给解痉药。高热者,可物理降温或酌情小量一次性的皮质激素治疗。

3.特效治疗　当前首选的是氟喹诺酮类药物。如诺氟沙星(氟哌酸),每次 0.2g,每日 3 次;环丙沙星 0.2g,每日 2 次,口服,也可静脉输入;氧氟沙星 0.2g,每日 2 次(左旋氧氟沙星,0.1～0.2g,每日 2 次);洛美沙星、依诺沙星、培氟沙星等用量及用法均与氧氟沙星相同。

其次较好药物是氨基糖苷类抗生素,如庆大霉素、阿米卡星、妥布霉素等,可将其注射制剂直接口服,口服后肠道吸收率仅 2%,因此副作用极少,局部作用较强,治疗效果好。庆大霉素和妥布霉素均每次 8 万 U,每日 3 次。阿米卡星 0.2,每日 2 次,口服。

在用上述药物的同时,也可使用小檗碱,每次 0.3g,每日 3 次。一般的疗程是 5～7 天。

四环素、复方新诺明等对志贺菌基本无效,故不用。

(二)中毒型菌痢

应采用综合措施,进行分秒必争的抢救。高热惊厥时,要积极降体温、镇静。可用亚冬眠治疗。如有脑水肿及颅压增高迹象时,需用脱水剂快速静脉点滴。甘露醇、山梨醇,每公斤体重每次 1.0g,静脉 0.5～1 小时内滴完,4～6 小时后可重复 1 次。

如有感染中毒性休克时,积极补充血容量,纠正酸中毒,维持水和电解质平衡,血管活性药物的应用以及重要器官的保护等。

病原治疗也是重要的综合措施之一。一般均用静脉给药法,首选药是头孢三代抗生素,如头孢噻肟(头孢氨噻肟)、头孢哌酮(先锋必)、头孢曲松(头孢三嗪)等,也可肌肉注射,也可应用环丙沙星。

（三）慢性菌痢

1.改善全身状态,纠正贫血和营养不良　如因焦虑而失眠、食欲不振者,则需进行心理治疗,以改善精神状态。

2.病原治疗　应反复多次作粪便病原菌培养,对查出的志贺菌作药敏试验,挑选最有效的药物进行治疗。

抗菌治疗的疗程应适当延长,一般以 7～10 天为 1 个疗程,而且常需 3～4 个疗程的治疗。疗程间隔 3～5 天。同时辅以微生态治疗,以促进正常菌群的形成。抗菌治疗过程中应大量补充维生素,特别是复合维生素 B 等。

抗菌治疗一般采用口服、肌注,甚至静脉输入等多种给药途径。对末端结肠病变较明显者(大便次数不多,甚至秘结,大便不稀,甚至呈球状,但有较多黏液排出,且有较明显的里急后重症状者),则应多考虑应用胃肠吸收率不高的氨基糖苷类抗生素的口服治疗,以保证肠腔内、特别是下端肠腔内较高的药物浓度。

抗菌药物的保留灌肠治疗是慢性菌痢的重点方法,效果最好。方法是每晚睡前进行 1 次,每次灌入 100～150ml 等张液,液内加入一次用量的抗生素(如庆大霉素 8 万单位),1～2mg 的地塞米松,及 2％普鲁卡因 6～8ml。保留时间应超过 2 小时,最好是第 2 天才排便。7～10 次为 1 个疗程,可重复疗程。

正式治疗结束后还可给以免疫调节剂,使治疗得到巩固。

八、预防

目前没有好的预防手段,应予以隔离,应控制带菌者。目前尚无有效疫苗。所以,重点仍是切断传染途径,加强卫生宣传等。

第二节　细菌性食物中毒

细菌性食物中毒是由于进食被细菌或细菌毒素污染的食物而引起的急性感染中毒性疾病。多急性起病,潜伏期短,易集体发病。根据临床表现的不同,分为胃肠型食物中毒和神经型食物中毒两大类。

一、胃肠型食物中毒

胃肠型食物中毒较常见,以夏秋季多发,起病急,常集体发病,临床表现以恶心、呕吐、腹痛、腹泻等急性胃肠炎症状为主。

（一）病原学

引起胃肠型食物中毒的细菌很多,常见的有以下几种。

1.沙门菌属　沙门菌属为革兰染色阴性杆菌,是引起细菌性食物中毒的最常见病因之一。其中以鼠伤寒沙门菌、肠炎沙门菌和猪霍乱沙门菌最为多见,在多种家畜、家禽、飞鸟、鼠类等动物的肠腔中能查到此类细菌。细菌可由粪便排出,污染饮水、食物等,以肉、蛋及乳制品更易被污染,人进食后造成感染。该类细菌对外界的抵抗力较强,在水和土壤中能存活数月,粪便中能存活 1～2 个月,在适宜温度(22～30℃)下可在食物中大量繁殖。不耐热,55℃经 1 小时或 60℃经 10～20 分钟即被灭活。

2.副溶血性弧菌　副溶血性弧菌为革兰染色阴性杆菌或稍弯曲弧菌,嗜盐畏酸,在无盐培养基上不能生长,于3.0%～3.5%食盐水中繁殖迅速,在低于0.5%或高于8%盐水中停止生长。广泛存在于海水中,带鱼、黄鱼、乌贼、海蟹等海产品及腌制食品中带菌率极高,在抹布和砧板上能生存1个月以上;对酸、热极为敏感,在食醋中1～3分钟即死亡,56℃经5～10分钟,90℃经1分钟可被灭活。

3.金黄色葡萄球菌　引起本病的细菌为金黄色葡萄球菌中某些能产生肠毒素的菌株,革兰染色阳性,广泛分布于自然界,人和动物有较高的带菌率。健康人的皮肤、鼻腔、咽喉部及各种皮肤化脓性病灶中常带有产肠毒素的菌株,可污染淀粉类食物、乳类、鱼、肉、蛋类等。被污染食物在室温20～22℃搁置5小时,病菌即可大量繁殖产生肠毒素。此毒素耐高温,加热煮沸30分钟仍能致病;耐酸,能抵抗胃蛋白酶和胰蛋白酶的消化。

4.变形杆菌　变形杆菌为革兰染色阴性杆菌,依生化反应的不同,可分为普通变形杆菌、奇异变形杆菌、产黏变形杆菌和帕内特变形杆菌四种,前3种能引起食物中毒。该菌为条件致病菌,存在于正常人与动物肠道中,粪便中常携带变形杆菌,也可在腐败食物及垃圾中检出,对外界的适应力强,营养要求低,生长繁殖较迅速。在夏季,被污染食物放置数小时后即可产生足量细菌,人体摄入后即可引起食物中毒。

5.蜡样芽孢杆菌　蜡样芽孢杆菌为革兰染色阳性芽孢杆菌,其芽孢能耐高温,可在110℃存活1～4天。该菌在自然界分布较广,污水、垃圾、土壤、人和动物的粪便、昆虫及食品等均可检出。致病食物(主要为含淀粉类食物,如酒酿、隔夜剩饭、面包等)由于存放较久或加热不足,细菌大量繁殖,产生毒素而引起中毒。亦有因为饮水机污染引起中毒的报道。

(二)发病机制

病原菌在污染的食物中大量繁殖,并产生肠毒素或内毒素。进食污染食物后发病与否及病情轻重与所摄入细菌和毒素量的多少及人体抵抗力的强弱有关。主要致病因素如下。

1.肠毒素　上述细菌大多数能产生肠毒素或类似的毒素,可通过肠黏膜上皮细胞中环磷酸腺苷(cAMP)或环磷酸鸟苷(cGMP)的介导,促进肠液与氯离子的分泌,抑制上皮细胞对钠和水的吸收,导致腹泻。

2.内毒素　细菌菌体裂解后释放的内毒素,可引起发热、胃肠黏膜炎症,使消化道蠕动加快,产生呕吐、腹泻等症状。

3.侵袭性损害　有些病原菌(如沙门菌、副溶血性弧菌、变形杆菌等)能侵袭肠黏膜上皮细胞,引起黏膜充血、水肿,上皮细胞变性、坏死并可形成溃疡,出现黏液或脓血便。

4.变态反应　变形杆菌能产生组氨酸脱羧酶,使蛋白质中的组氨酸脱羧产生组胺,引起变态反应。

(三)流行病学

1.传染源　被致病菌感染的人或动物为本病主要传染源。

2.传播途径　通过进食被细菌或细菌毒素污染的食物传播。

3.易感人群　人群普遍易感,各年龄组均可患病,病后通常不产生明显免疫力,可重复感染。

4.流行特征　多发生于夏秋季,与此时气温较高,有利于细菌在食物中大量繁殖有关。发病突然,病例集中,可集体发病,亦可散发。同批发病者有进食共同的可疑食物史,病情轻重与进食量有关,未食者不发病,停止食用可疑食物后流行迅速停止。

（四）临床表现

本病潜伏期短,常在进食后数小时发病。临床表现大致相似,起病急,主要症状为恶心、呕吐、腹痛、腹泻等。腹痛多为上中腹部持续或阵发性绞痛。常先吐后泻,呕吐物多为进食的食物,葡萄球菌、蜡样芽孢杆菌食物中毒呕吐较剧烈,呕吐物可为胆汁性,可含血液及黏液。腹泻轻重不一,每天数次至数十次,多为黄色稀便、水样或黏液便。鼠伤寒沙门菌食物中毒的粪便呈水样或糊状,有腥臭,也可见脓血便。部分副溶血性弧菌食物中毒大便呈血水样。部分患者有发热。吐泻严重者可导致脱水、酸中毒甚至休克。变形杆菌食物中毒者还可出现全身皮肤及颜面潮红、荨麻疹等过敏症状。查体上中腹部轻压痛,肠鸣音亢进。由于发病后多有频繁吐泻,大部分细菌和毒素被迅速排出体外,故很少引起严重的毒血症状或败血症,病程也较短暂,一般在数小时至 1～2 天迅速恢复,极少数可达 1～2 周。

几种常见细菌性食物中毒的临床表现见表 4-1。

表 4-1　几种常见细菌性食物中毒的临床表现

病原菌	沙门菌	副溶血性弧菌	金黄色葡萄球菌	变形杆菌	蜡样芽孢杆菌
常见中毒食物	肉类、禽类、蛋类	海产品、腌渍品	淀粉类、肉类、乳及乳制品	隔夜剩饭菜、鱼、肉类	酒酿、隔夜米饭、面包
潜伏期	2～24 小时,偶尔达 2～3 天	6～20 小时	1～5 小时	5～18 小时	1～12 小时
发热	较常见,偶尔有高热	低热或中度热	较少	较少	较少
腹痛	+～++	+～+++	+	+	+
腹泻	水样便,少量黏液,臭而量多,偶尔带脓血	水样便,少量黏液,部分呈脓血或血水样	黄水便,量少,偶尔混有黏液或脓血	水样便,少数有黏液,多有恶臭	水样便,较轻
呕吐	常有	常有	较剧烈,呕吐物可含胆汁,有时带血	多数较轻	常有
血白细胞计数	多数正常	轻度增高	轻度增高	稍增高	

（五）治疗

以对症治疗为主。

1.一般治疗　治疗卧床休息,给予易消化的流质或半流质饮食,病情好转后逐渐恢复正常饮食。沙门菌食物中毒应床边隔离。

2.对症治疗　积极补充液体,维持水及电解质平衡,能进食者应给予口服补液,剧烈呕吐不能进食或腹泻频繁者,给予葡萄糖生理盐水静脉滴注,出现酸中毒时适当补充 5% 碳酸氢钠注射液或 11.2% 乳酸钠溶液。呕吐、腹痛明显者,可给予溴丙胺太林(普鲁本辛)15～30mg 口服,或阿托品 0.5mg,或山莨菪碱(654-2)10mg 肌内注射。若有休克,应积极抗休克治疗。对变形杆菌食物中毒过敏型,应以抗过敏治疗为主,给予马来酸氯苯那敏片,每次 4mg,每日 3次,严重者可选用泼尼松或地塞米松等治疗。

3.病原治疗　一般可不用抗菌药物。伴有高热或脓血便的严重患者,可根据病原菌情况酌情选用喹诺酮类或氨基糖苷类抗菌药物。

（六）预防

加强食品卫生管理,搞好饮食卫生是预防本病的关键。

1.管理传染源　一旦发现可疑食物中毒,应立即封存可疑食物并报告当地卫生防疫部门,及时调查处理,及早控制疫情。加强对禽畜的宰前检疫与宰后检验,严禁售卖病死动物肉类。饮食行业工作人员要定期体检,发现带菌者、腹泻、皮肤化脓感染等情况,应停止参与食物制作,立即治疗处理,必要时调离岗位。

2.切断传播途径　认真贯彻《中华人民共和国食品安全法》,食品加工、运输与贮存过程中应进行卫生监管;消灭苍蝇、蟑螂等传播媒介;积极进行卫生宣传教育,不吃不洁、腐败或变质的食物,不进食未经合理烹调制作的食物,不生食海产品。

二、神经型食物中毒

神经型食物中毒又称肉毒中毒,是因进食含有肉毒杆菌外毒素的食物导致的中毒性疾病,临床表现主要为中枢神经系统症状(如眼肌及咽肌瘫痪等),若抢救不及时,病死率较高。

肉毒杆菌亦称腊肠杆菌,为革兰染色阳性厌氧梭状芽孢杆菌,干热180℃经15分钟、湿热100℃经5小时、高压灭菌120℃经20分钟方可灭活。5%苯酚、20%甲醛24小时才能将其杀灭。肉毒杆菌广泛存在于自然界,以芽孢形式存在于土壤及牛、羊、猪等家畜粪便中,也可附着于蔬菜、水果上,污染火腿、腊肠、罐头或瓶装食品后,可在缺氧的情况下大量繁殖,产生外毒素。各型肉毒杆菌产生抗原性不同的外毒素,即肉毒毒素,是一种毒力极强的嗜神经毒素,对人的致死量仅为0.01mg左右。肉毒毒素对胃酸有抵抗力,但不耐热,80℃经30分钟或煮沸10分钟即被破坏,在干燥、密封和阴暗的条件下可保存多年。外毒素经甲醛处理后注射于动物体内可产生抗毒素,不同型的外毒素只能被相应的抗毒素中和。

(一)发病机制

肉毒毒素经口被摄入,胃酸及消化酶均不能将其破坏,由消化道吸收入血,主要作用于脑神经核、外周神经肌肉接头处及自主神经末梢,抑制胆碱能神经传导介质乙酰胆碱的释放,使肌肉收缩运动障碍,发生软瘫。

(二)流行病学

1.传染源　动物是主要传染源。肉毒杆菌随其粪便排出后,芽孢可在土壤中存活较长时间,极易污染食物,但仅在缺氧时才能大量繁殖。

2.传播途径　主要通过进食被肉毒杆菌外毒素污染的食物传播,如腌肉、腊肉、制作不良的罐头食品及发酵豆制品等,在我国以自制豆制品及不合格的罐头食品多见。

3.易感人群　人群普遍易感。患者无传染性,亦不产生病后免疫力。

(三)临床表现

潜伏期自2小时~10天,一般为12~36小时。潜伏期长短与外毒素的量有关,潜伏期越短,病情越重。起病突然,以神经系统症状为主。临床症状轻重不一,轻型仅有轻微不适,重者可于24小时内死亡。病初可有全身疲乏无力、头痛、眩晕等,继而出现眼部症状,如复视、斜视、眼睑下垂、瞳孔散大或两侧瞳孔不等大,光反应迟钝或对光反射消失等。重者出现咀嚼、吞咽、语言、呼吸困难等脑神经损害症状。患者一般无发热,神志清楚,感觉无异常。因胆碱能神经的传递作用受损,可出现腹胀、便秘、尿潴留及唾液、泪液分泌减少。患者可于5~10天逐渐恢复,呼吸、吞咽及语言困难先行缓解,但视觉恢复较慢,有时需要数月之久。重症患者可因呼吸衰竭、心力衰竭或继发肺炎等死亡,死亡率为30%~60%。

婴儿偶尔可因食入少量肉毒杆菌芽孢,细菌在肠内繁殖,产生肉毒毒素而出现中毒综合征。症状与成人不同,首发症状常为便秘、拒奶、哭声低沉、颈软不能抬头及脑神经损害。病情进展迅猛,可因呼吸衰竭而于数小时后死亡。

(四)治疗

1.抗毒素治疗　早期用多价抗毒素血清(A、B、E 型)对本病有特效,在起病后 24 小时内或瘫痪发生前注射最为有效,每次 5 万～10 万 U,静脉注射与肌内注射各半量(先做血清敏感试验,过敏者先行脱敏处理),必要时 6 小时后重复注射 1 次。即使发现较晚,只要还有机会也应给予注射多价抗毒素治疗,以尽可能增加挽救患者生命的概率。若已知毒素型别,可用单价抗毒素血清,每次 1 万～2 万 U。

2.一般治疗及对症治疗　卧床休息,加强监护、密切观察病情变化,防止肺部感染。外毒素在碱性溶液中易被破坏,在氧化剂作用下毒力减弱,因此,应尽早(进食可疑食物 4 小时内)用 5％碳酸氢钠或 1∶4000 高锰酸钾溶液洗胃及灌肠。服导泻剂或清洁灌肠,以清除未吸收的毒素。吞咽困难者可用鼻饲或静脉输液补充每日必需的营养及水分。呼吸困难者应予吸氧,必要时及早气管切开,采用机械通气。继发肺炎时给予抗菌药物治疗。

3.其他治疗　大剂量青霉素治疗,可减少肠道内肉毒杆菌数量,防止内毒素继续产生和吸收。盐酸胍啶可促进周围神经释放乙酰胆碱,其被认为对神经瘫痪和呼吸功能有改进作用,剂量为每日 15～50mg/kg,可鼻饲给予,不良反应有胃肠反应、麻木感、肌痉挛、心律不齐等。

(五)预防

同胃肠型食物中毒。此外,尤应注意罐头食品、火腿、腌腊食品、发酵豆、面制品的卫生检查,禁止出售与食用变质食品。如果已进食的食物证明有肉毒杆菌或其外毒素存在,或同餐者已发生肉毒中毒时,未发病者应立即注射多价抗毒血清 1000～2000U,以防止发病。

第三节　嗜酸性粒细胞性胃肠炎

嗜酸性胃肠炎亦称嗜酸性粒细胞性胃肠炎,是一种少见病,以胃肠道的某些部位有弥散性或局限性嗜酸性粒细胞浸润为特征,常同时伴有周围血嗜酸粒细胞增多。

本病原因不明,可能与变态反应、免疫功能障碍有关。临床表现有上腹部痉挛性疼痛,可伴恶心、呕吐、发热或特殊食物过敏史。糖皮质激素治疗有效。青壮年好发,男女发病基本相同,儿童少见。

一、病因和发病机制

病因迄今未明,一般认为是对外源性或内源性过敏原的变态反应所致。近半数患者个人或家族有哮喘、过敏性鼻炎、湿疹或荨麻疹病史;部分患者的症状可由某些食物如牛奶、蛋类、羊肉、海虾或某些药物诸如磺胺、呋喃唑酮和吲哚美辛等诱发;某些患者摄食某些特异性食物后,血中 IgE 水平增高,并伴有相应的症状,因而认为本病与特殊食物过敏有关。

本病的发病机制尚不清楚,一般认为,某种特殊过敏原与胃肠敏感组织接触后,在胃肠壁内发生抗原、抗体反应,释放出组织胺类血管活性物质,引起胃肠黏膜充血、水肿、嗜酸粒细胞浸润以及胃肠平滑肌痉挛和黏液分泌增加从而引起一系列胃肠症状。

二、诊断步骤

（一）病史采集要点

1. 起病情况　本病缺乏特异的临床表现，起病可急可慢，病程可长可短，症状与病变的部位和浸润程度有关，一般均有上腹部痉挛性疼痛，伴恶心、呕吐。

2. 主要临床表现　以黏膜和黏膜下层病变为主时，典型症状为脐周腹痛或肠痉挛、餐后恶心呕吐、腹泻和体重减轻。病变广泛时可出现小肠吸收不良、蛋白丢失性肠病、失血和贫血等全身表现。青少年期发病可导致生长发育迟缓，并可有闭经。

以肌层受累为主的典型临床表现为肠梗阻或幽门梗阻，出现相应的表现。偶尔嗜酸性粒细胞浸润食管肌层，引起贲门失弛缓症。

以浆膜层受累为主最少见，典型表现为腹水，腹水中可见大量嗜酸性粒细胞。

3. 既往病史　约50％的患者有食物过敏史或过敏性疾病家族史，如哮喘、鼻息肉等。

（二）体格检查要点

根据病变部位的不同，可有腹部压痛，以脐周压痛常见，可表现为肠梗阻或幽门梗阻，也可出现腹水征。

（三）辅助检查

1. 血液检查　外周血嗜酸粒细胞增多。另外常可有缺铁性贫血、血浆清蛋白降低、血中IgE增高、血沉增快。

2. 粪便检查　粪便检查的主要意义在于除外肠道寄生虫感染。还可见到夏科-雷登结晶、大便隐血阳性，部分患者有轻到中度脂肪泻。

3. 腹水检查　腹水检查呈渗出性腹水，白细胞数升高，嗜酸粒细胞比例明显升高。

4. X线检查　本病X线表现缺乏特异性。约40％的患者X线完全正常。胃肠X线钡餐可见黏膜水肿、皱襞增宽，呈结节样充盈缺损，胃肠壁增厚，腔狭窄及梗阻征象。类似的表现也可见于Whipple病、淀粉样变性、蓝氏贾第鞭毛虫病、异型球蛋白血症、小肠淋巴管扩张。

5. CT检查　CT检查可能发现胃肠壁增厚、肠系膜淋巴结肿大或腹水。

6. 内镜及活检　内镜及活检适用于黏膜和黏膜下层病变为主的嗜酸性胃肠炎。可选用胃镜、双气囊小肠镜或结肠镜。镜下可见黏膜皱襞粗大、充血、水肿、溃疡或结节；活检可从病理上证实有大量嗜酸粒细胞浸润，对确诊有很大价值。

为提高本病诊断准确性，活检组织至少6块以上，必要时反复内镜下活检。多数患者因此明确诊断。

内镜下活检对以肌层和浆膜层受累为主的患者价值不大，此类患者有时经手术病理证实。但对本病要掌握手术适应证，怀疑嗜酸性胃肠炎一般不行剖腹探查术来证实，只有为解除肠梗阻或幽门梗阻，或怀疑肿瘤存在时才进行手术。

7. 腹腔穿刺和腹腔镜　腹水患者必须行诊断性腹腔穿刺，腹水为渗出性，内含大量嗜酸性粒细胞。临床怀疑本病时必须做腹水涂片染色，以区别嗜酸性粒细胞和中性粒细胞。腹水中嗜酸性粒细胞增多也可见于血管炎、包虫囊破裂、淋巴瘤以及长期腹膜透析的患者，应注意鉴别。

本病在腹腔镜下缺乏特异性表现，轻者仅有腹膜充血，重者可类似于腹膜转移癌。行腹腔镜的意义在于可进行腹膜活组织检查，以期得到病理诊断。

三、诊断对策

（一）诊断

嗜酸性胃肠炎主要根据临床表现、血象、放射学和内镜加活检病理检查的结果确诊。常用的有两种诊断标准如下。

1. Talley 标准

（1）有胃肠道症状。

（2）组织病理学显示胃肠道有一个以上部位的嗜酸性粒细胞浸润，或有放射学结肠异常伴周围嗜酸性粒细胞增多。

（3）除外寄生虫感染和胃肠道外以嗜酸性粒细胞增多的疾病，如结缔组织病、嗜酸性粒细胞增多症、淋巴瘤、克罗恩病、原发性淀粉样变性、Ménétrier 病等。

2. Leinbach 标准

（1）进食特殊食物后出现胃肠道症状和体征。

（2）外周血嗜酸性粒细胞增多。

（3）组织学证明胃肠道有嗜酸性粒细胞增多或浸润。

（二）鉴别诊断

1. 寄生虫感染　周围血嗜酸性粒细胞增多可见于钩虫、血吸虫、绦虫、囊类圆线虫所致的寄生虫病，各有其临床表现。

2. 胃肠道癌肿与恶性淋巴瘤　胃肠道癌肿与恶性淋巴瘤也可有周围血嗜酸性粒细胞增高，但属继发性，应有癌肿与淋巴瘤的其他表现。

3. 嗜酸性肉芽肿　嗜酸性肉芽肿主要发生于胃、大肠和小肠，呈局限性肿块，病理组织检查为嗜酸性肉芽肿混于结缔组织基质中。过敏史少见，周围血中白细胞数及嗜酸性粒细胞常不增加。

4. 嗜酸粒细胞增多症　嗜酸粒细胞增多症是病因未明的全身性疾病，除周围血嗜酸性粒细胞增高外，病变不仅累及肠道，还广泛累及其他实质器官，如脑、心、肺、肾等，其病程短、预后差，常在短期内死亡。

另外，还须与炎症性肠病、乳糜泻等鉴别。

四、治疗对策

（一）治疗原则

去除过敏原，抑制变态反应和稳定肥大细胞，达到缓解症状，清除病变的目的。

（二）治疗计划

1. 内科治疗

（1）饮食的控制：对于确定的或可疑的过敏食物或药物应立即停止使用。没有食物和药物过敏史者，可采取序贯法逐个排除可能引起致敏的食物，诸如牛奶、蛋类、肉类、海虾、麦胶制品以及敏感的药物。

许多患者在从饮食中排除有关致病食物或药物后，腹部疼痛和腹泻迅速改善，特别是以黏膜病变为主的患者，效果更明显。

（2）糖皮质激素：对本病有良好疗效，多数病例在用药后 1～2 周症状即改善，表现为腹部痉挛性疼痛迅速消除,腹泻减轻和消失,外周血嗜酸性粒细胞降至正常水平。以腹水为主要表现的浆膜型患者在激素应用后 7～10 天腹水完全消失。远期疗效也甚好。

个别病例激素治疗不能完全消除症状,加用硫唑嘌呤常有良好疗效(每日 50～100mg)。一般应用泼尼松 20～40mg/d,口服,连用 7～14 天作为 1 个疗程。也可应用相当剂量的地塞米松。

(3)色甘酸钠:系肥大细胞稳定剂,可稳定肥大细胞膜,抑制其脱颗粒反应,防止组织胺、慢反应物质和缓激肽等介质的释放而发挥其抗过敏作用。

色甘酸钠的用法为每次 40～60mg,每日 3 次。也有用至 800～1200mg/d。疗程为 6 周至 5 个月。

对糖皮质激素治疗无效或产生了较为严重的不良反应者可改用色甘酸钠治疗,作为前者的替代药物。

2.手术治疗　一般不行手术治疗。有幽门梗阻或小肠梗阻经内科治疗无效时,可考虑行胃次全切除或肠段切除或胃肠吻合术。术后如仍有症状或嗜酸性粒细胞升高者,尚可应用小剂量泼尼松,5mg 或 2.5mg/d 口服,维持治疗一段时间。

五、预后评估

本病是一种自限性疾病,虽可反复发作,但长期随访未见恶变,多数预后良好。

第四节　真菌性肠炎

真菌性肠炎是由于人体免疫功能异常、肠道菌群紊乱,使真菌在体内获得适宜的环境而过度生长繁殖,引起肠道黏膜炎性改变的一系列深部真菌病。现在由于广谱抗生素、肾上腺糖皮质激素、免疫抑制剂、抗肿瘤等药物的广泛使用,引起继发性肠道真菌感染日益增多,尤其是医院感染病例大量增多。

一、病原学和发病机制

引起真菌性肠炎的病原菌主要有假丝酵母菌、放线菌、毛霉、隐球菌等,其中以白假丝酵母菌最为多见。假丝酵母菌广泛分布于自然界,是人类的正常菌群之一,正常人体的皮肤、口腔、肠道、肛门、阴道等处均可分离出本菌,以消化道带菌率最高(50%)。正常无症状人群的大便培养可以分离出白假丝酵母菌,且其检出率随胃肠道的下行而增加。医院内患者及工作人员的假丝酵母菌带菌率较高,是发生假丝酵母菌医院感染的有利条件之一。严重创伤、恶性肿瘤、长期透析、长期静脉内置管输液以及大手术后(特别是消化道手术后)患者,机体抗感染能力明显削弱,宿主带菌率可明显增高。广谱抗生素的大量使用,可以造成肠道菌群失调,为真菌感染创造了有利条件。

二、临床表现

有基础疾病的患者经抗生素治疗后出现急性腹泻。以儿童多见,常发生于严重衰竭的婴儿。大多数患者表现为间断性、突发性腹泻,每日排便 10～20 次,粪便呈水样或豆腐渣样,多有泡沫而呈黄绿色,甚或血便。患者多伴腹胀,但很少腹痛,可伴低热及呕吐。如不治疗可持续 3 个月以上。在恶性肿瘤(尤其是白血病)及粒细胞减少症患者可出现侵袭性假丝酵母菌性肠炎,往往有一般抗生素难以控制的发热(多为弛张热)、精神倦怠、恶心、呕吐及血压下降等真菌性毒血症表现,与细菌性感染难以区分;大便次数增多达数次至 30 次,呈水样或黄色稀便,可有发酵味,个别重症患者可有血便。假丝酵母菌肠炎可同时伴有鹅口疮、咽部、食管等部位的真菌感染表现。

三、诊断

结合患者有引起免疫力降低的病史,或有长期使用广谱抗生素、肾上腺皮质激素、免疫抑制剂、抗肿瘤等药物史;临床表现主要为长期的黏液样腹泻、腹痛或消化不良,并经抗生素治疗无效或症状加重者,应高度怀疑本病。确诊有赖于大便涂片镜检发现真菌孢子或菌丝。大便培养亦有利于确诊。相关的实验室及辅助检查有下述几种。

（一）外周血

非侵袭性真菌性肠炎患者周围血象通常不高,而侵袭性真菌性肠炎常有血象增高甚至出现类白血病反应。

（二）真菌镜检和培养

对粪便和肠黏膜标本直接涂片镜检如发现成群的孢子和大量菌丝即可确诊。病理检查同时结合真菌培养,更有利于明确诊断。

（三）内镜检查

内镜检查可了解病变范围及程度,病变好发于直肠及乙状结肠,重者可累及全大肠甚至回肠末端。内镜下所见肠腔黏膜有白斑附着,或有较多的黄白色稠性分泌物。有的肠壁可见多个表面呈黄色的溃疡表现。内镜下取黏膜涂片镜检可见大量真菌菌丝,病理见黏膜破溃处有菌丝侵入。

四、治疗

1.病原治疗　首先应停用抗生素,尤其是广谱抗生素,或改用窄谱敏感抗生素。对非侵袭性真菌性肠炎,可用制霉菌素 50 万 U 或 100 万 U,每日 3 次口服,可在 72 小时内使症状缓解,治疗持续 7～10 天很少复发;或用克霉唑 0.5～1.0g,每日 3 次口服;酮康唑 20mg,每日 1 次,连用 7 天效果良好,保留灌肠效果良好并可减少不良反应。伊曲康唑胶囊 200mg,每日 1～2 次,服用 3 天。

2.纠正肠道菌群紊乱　可用双歧杆菌、乳酸杆菌或其他微生态制剂口服。对停用抗生素困难者,可增加微生态制剂口服。微生态对轻症患者一般可取得较好效果,重症患者仍需加用抗真菌药物。

3.支持治疗　还需纠正电解质紊乱及酸碱失衡,加强支持疗法。

五、预防

(1)勿滥用广谱抗生素和类固醇皮质激素。

(2)长期应用抗生素、类固醇皮质激素和免疫抑制剂者,应仔细观察,定期检查大便。

(3)对必须长期应用抗生素及类固醇皮质激素的患者,可间断给予口服抗真菌药物,如制霉菌素等,以预防肠炎的发生。

(4)对免疫受损、白细胞减少、癌症化疗、使用长期静脉导管的患者,随时监测有无真菌感染,及时采取措施。

第五节　假膜性肠炎

假膜性肠炎是主要发生于结肠的急性黏膜坏死性炎症,并覆有假膜。此病常见于应用抗生素后,肠道菌群失调,难辨梭状芽孢杆菌异常繁殖产生毒素,造成肠黏膜血管壁通透性增加,组织缺血坏死,并刺激黏液分泌,与炎性细胞等形成假膜。

一、病因和发病机制

本病大多数发生于应用广谱抗生素之后,亦见于腹部手术之后。过去因发现粪便中或假膜中有凝固酶阳性的金黄色葡萄球菌,而认为是金黄色葡萄球菌增生过度所致。但该菌引起的肠炎不一定有假膜,患者粪便及假膜中仅部分查及此菌。1977年,Lowson首次发现假膜性肠炎大便中存在难辨梭状芽孢杆菌,并证实其滤液对实验动物有致病作用。此后研究表明,该菌存在于约3%的正常人及50%的婴儿肠内,在污染物中可存活达数月之久。在监护病房获得该菌感染者可高达22%,因此,常为一种院内感染疾病。抗生素,特别是林可霉素(洁霉素)、克林霉素、庆大霉素、头孢菌素使用之后,在老年、体弱及手术后的患者,均可能由于正常菌群的抑制,有利于Cd的定植。该菌产生两种毒素;毒素A为肠毒素,主要刺激肠黏膜上皮的环磷腺苷(cAMP)系统,引起分泌性腹泻,亦可使黏膜细胞变性坏死;毒素B为细胞毒素,可引起细胞内细微结构的破坏及纤维素性渗出,形成假膜。推测此毒素尚可引起肠黏膜局部的Schwartzman反应,致血管内凝血及血管壁坏死,导致黏膜缺血性损害。肠黏膜损伤后肠道气体得以通入肠壁,形成肠气囊肿,提示预后严重。

二、临床表现

(1)患者常有使用广谱抗生素、外科大手术史或其他严重的全身疾病等病史。

(2)腹泻。多在应用抗生素4～10天,或在停药后的1～2周,或于手术后5～20天发生。轻者大便每日2～3次,停用抗生素后可自愈。重者大便每日达30次,可持续4～5周,少数病例可排出假膜。

(3)腹痛、腹胀。较多见,可伴恶心、呕吐等。

(4)其他表现。可出现发热等毒血症表现,重者可有低血压休克、电解质失平衡以及代谢性酸中毒、少尿,甚至急性肾功能不全等表现。

(5)外周血象白细胞升高,多在$(10～20)×10^9$/L以上,以中性粒细胞增多为主。

三、辅助检查

(1)粪便检查。常规检查仅有白细胞;粪便细菌特殊条件下(厌氧)培养,多数病例可发现有难辨梭状芽孢杆菌生长。

(2)粪细胞毒素检测有确诊价值。

(3)内镜检查。病变早期或治疗及时者,内镜可无典型表现;严重者黏膜脆性增加、溃疡形成,表面覆有黄白或黄绿色假膜。病变多累及左半结肠。

(4)X线检查。腹部平片可显示肠扩张。钡剂灌肠可见肠壁水肿增厚,结肠袋消失;如见到肠壁间有气体,提示有部分肠壁坏死,结肠细菌侵入所致;或可见到溃疡或息肉样病变。

四、治疗

(1)及早停用所有正在使用的抗生素。加强支持疗法,纠正休克及水电解质、酸碱失衡。

(2)抗菌治疗。①甲硝唑(灭滴灵):首选药物,250~500mg/次,3次/d,7~10天,重症病例可静滴给药,但疗效低于口服给药。②万古霉素:有效率和复发率与甲硝唑(灭滴灵)相似,口服125~250mg/次,4次/d,7~10d。③杆菌肽:25000U/次,4次/d,7~14天。多用于上述两种药无效或复发者。

(3)考来烯胺(消胆胺)可吸附毒素,减少毒素吸收;特异性抗毒素可中和毒素。

(4)恢复肠道正常菌群,轻者停用抗生素后可自行恢复。严重病例可口服乳酸杆菌制剂、维生素C以及乳糖、麦芽糖等扶植大肠杆菌;口服叶酸、复合维生素B、谷氨酸及维生素B$_{12}$以扶植肠球菌。

(5)手术治疗。暴发型病例内科治疗无效,或有肠梗阻、中毒性巨结肠、肠穿孔时,可考虑手术治疗。

第六节 蛋白丢失性胃肠病

一、概述

蛋白丢失性胃肠病是由多种病因引起的过量血浆蛋白,从胃肠道丢失的一种低蛋白血症性证候群。临床上它以全身性水肿为主要表现,偶或伴有腹水和胸腔积液。

引起蛋白丢失性胃肠病的原因或疾病,主要包括以下几类:①胃肠道黏膜炎症性、溃疡性、新生物性病变,如食管癌、胃炎、巨大或多发性胃溃疡、胃癌、胃泌素瘤、类癌、严重胃肠炎、肠结核、溃疡性结肠炎、Crohn病、多发性胃肠道息肉等。②胃肠道其他病变,如胃黏膜巨大增生病(menetirer病)、高分泌性肥大性胃炎、嗜酸细胞性胃肠病、麸质性肠病、热带口炎性肠病、钩虫病、缺血性肠病、肠淋巴管扩张症、肠非特异性肉芽肿、Whipple病、肠和肠系膜淋巴结淋巴瘤、腹膜后纤维化等。③其他:充血性心力衰竭、肝硬化门脉高压症、淀粉样变等。

胃肠道对血浆蛋白的代谢和降解起着显著作用。用标记清蛋白的研究结果提示正常10%~20%的清蛋白周转是由肠蛋白丢失来解释。血浆蛋白主要由肝脏合成,其中仅免疫球蛋白由免疫系统制造。据估计正常人每天合成清蛋白量约为150mg/kg体重,而在清蛋白过度丧失时合成率最多能提高一倍。蛋白丢失性胃肠病患者从胃肠道丢失的血浆蛋白量远远超过正常丧失量;其每天蛋白的降解率可达循环血浆蛋白总量的60%以上,使肝脏合成难以代偿。

胃肠道丢失过量蛋白的机制:①黏膜炎症和溃疡可有大量血浆蛋白渗入胃肠道内,这是容易理解的。②黏膜结构异常,如麸质性肠病、嗜酸细胞性胃肠病、多发性息肉、癌、肥大性或萎缩性胃炎等,其黏膜上皮细胞层对血浆蛋白的通透性增高。③肠淋巴管扩张症、肠淋巴组织和系膜淋巴结病变(如结核、淋巴瘤等)以及充血性心力衰竭和肝硬化所致淋巴管内压力增高,甚至破裂,可使含蛋白的淋巴液进入肠道。

二、临床表现

蛋白丢失性胃肠病的主要表现是低蛋白血症所致全身性水肿,尤以下肢水肿最为明显,偶或伴有水和胸腔积液。同时由于球蛋白减少,患者易受各种感染。大部分病例有与原发病有关的胃肠道和全身性症状,如食欲不振、恶心、呕吐、腹胀、腹痛、腹泻、贫血、全身乏力等。少数发生低钙性搐搦,儿童可有生长发育障碍。

三、辅助检查

(一)实验室检查

1.确定胃肠道蛋白丢失的程度　确定胃肠道蛋白丢失的程度是诊断该病的最好检验方法,可采用的方法有以下几种。

(1)^{131}I-血清蛋白:清蛋白 25mg(^{131}I-30～50μci)静脉滴注后,测完整体清蛋白的分解率和合成率。在蛋白丢失性胃肠病患者体内清蛋白代谢池缩小,半衰期缩短(高分解代谢性低蛋白血症),分解率和周转率加快。然而,由于^{131}I-清蛋白从血液向胃肠腔内渗出后,即被分解为氨基酸,其依附于氨基酸上的^{131}I同氨基酸一起被再吸收,而在粪中不能测出。因此,用该法来检测胃肠道蛋白丢失不可靠。

(2)^{131}I-聚乙烯吡咯烷酮(^{131}I-PVP):PVP 是一种人工合成的大相对分子质量(约 40000)聚合物,可用以检测胃肠道血浆蛋白的丢失。静脉注射^{131}I-PVP(10～15μci)后,收集 96h 粪便送检。正常人仅排出 0%～1.5%,而在蛋白丢失性胃肠病者则可排出 2.9%～32.5%。该试验的不良反应有胸痛、背痛、皮肤潮红,甚至神志昏迷。此外,粪便受尿液污染可影响结果的准确性,尤其在女性。

(3)^{51}Cr-氯化铬:静脉注射:^{51}Cr-标记的转铁蛋白(10μci)为较好的试验方法,因为^{51}Cr 不被消化道吸收,而且^{51}Cr-转铁蛋白也不从正常消化液分泌入胃肠道。正常 4 天粪便中排出不足 1%,而对该病患者则大大超过 2%;但也需注意绝对避免尿液污染粪便标本。

(4)^{67}Cu-铜蓝蛋白、^{59}Fe-右旋糖酐铁、^{51}Cr-清蛋白、^{13}N-清蛋白等试验也能被应用。

2.其他　血浆蛋白显著降低,而血脂正常或降低。血常规显示贫血、淋巴细胞减少;外周血嗜酸细胞增多提示嗜酸细胞性胃肠病。尿常规可有氨基酸尿,偶或有蛋白尿。粪在炎症性肠病中有黏液、脓液、红细胞、白细胞。在麸质性肠病的粪中含较多脂肪;要注意寄生虫卵,尤其是钩虫卵。

(二)影像学检查

根据临床表现及可能的原发病,有选择地做心脏和心包 X 线摄片、B 超、CT、胃肠钡餐系列检查、小肠和结肠钡灌伴气钡双对比造影。淋巴管造影有助于诊断肠淋巴管扩张症和淋巴瘤。对缺血性肠病,需做血管造影。近年用^{99m}Tc 标记-HSA 静脉滴注后作腹部闪烁扫描图,有助于该病的定位诊断。

(三)内镜检查和活检

检查胃肠黏膜各种病变。

总之,应通过合适的检查以确定原发病变,因为这是进行有效治疗的基础。

四、治疗和预后

蛋白丢失性胃肠病其实是多种病因引起的一组证候群，而并非是一种独立的疾病，因此其治疗和预后取决于原发病。适当的饮食、药物和外科手术可使半数以上病例的低蛋白血症和水肿等证候得以改善或完全纠正。因此，如能及时诊断和治疗，该病的预后大多是乐观的。

（一）饮食治疗

总的原则是采用高蛋白平衡食谱，并补充各种维生素和微量元素。有食物过敏（变态反应）者需记录好各种可能的致敏原，并严格避免接触。麸质性肠病患者应食用无麸质（麦类）饮食。肠淋巴管扩张症、肠和肠系膜淋巴结结核、淋巴瘤患者宜给予低脂饮食，而以中链三酰甘油替补。

（二）药物治疗

用驱虫剂治疗寄生虫病（钩虫等）。抗生素治疗胃肠炎症性病变、Whipple 病。抗结核联合疗法用于治疗肠结核、肠系膜淋巴结结核和结核性腹膜炎。皮质类固醇对过敏性疾病和结缔组织病、嗜酸细胞性胃肠病、肉芽肿性肠炎、非特异性溃疡性结肠炎和淋巴瘤等有效。化疗（结合放疗）适用于淋巴瘤。以质子泵抑制剂或 H_2 受体阻滞药结合生长抑素制剂治疗胃泌素瘤、高分泌性肥大性胃炎等可显著改善症状。

1998 年，日本 Nosho 等报道一例并发蛋白丢失性胃肠病的混合结缔组织病患者，以环磷酰胺每月 4 次“脉冲式”治疗获得成功。

低盐饮食、利尿剂和人体清蛋白治疗可改善水肿。

（三）外科手术

手术治疗适用于溃疡病、癌症、胃泌素瘤、多发性息肉、Crohn 病、局限性肠淋巴管扩张症、缩窄性心包炎等。

第五章 炎 症 性 肠 病

第一节 炎症性肠病的流行病学与临床表现

炎症性肠病(inflammatory bowel disease,IBD)是慢性特发性肠道疾病,包括克罗恩病(crohn's disease,CD)和溃疡性结肠炎(ulcerative colitis,UC)。我国较早的一篇关于IBD的文献是由北京协和医院文士域教授于1956年发表在《中华内科杂志》上的"溃疡性结肠炎23例之分析与探讨"。随后,越来越多的基础研究和临床研究涌现,深化了我们对炎症性肠病的认识。

一、炎症性肠病流行病学

在欧美国家,IBD属于多发疾病。在欧洲和北美洲,UC的最高患病率分别为505/10万和249/10万,CD的最高患病率分别为322/10万和319/10万。然而近几年来,亚洲IBD发病率呈上升趋势,而欧美国家IBD发病率则呈相对稳定的状态。在我国,由于IBD发病率低,并且缺乏相应的疾病管理系统,大多数IBD流行病学调查资料基于住院病例和临床分析的报道。其中,2002年,Jiang等分析了1981—2000年国内文献报道的10218例UC病例,发现病例数在20年间上升了3.08倍。2007年,中国IBD协作组对1990—2003年IBD住院患者进行回顾性研究,共收集了3100例UC病例和515例CD病例,结果亦显示我国IBD住院患者呈逐渐增加的趋势。

2012—2013年,我国分别在黑龙江省大庆市(北方城市)、广东省中山市(南方城市)、湖北省武汉市(中部城市)开展了以人群为基础的炎症性肠病流行病学调查。结果显示:黑龙江省大庆市IBD、UC、CD标化后发病率分别为1.77/10万(95%CI:1.16~2.59),1.64/10万(95%CI:1.06~2.43),0.13/10万(95%CI:0.02~0.47);广东省中山市IBD、UC、CD标化后发病率分别为3.14/10万(95%CI:3.10~3.16),2.05/10万,1.09/10万;湖北省武汉市IBD、UC、CD标化后发病率分别为1.96/10万(95%CI:1.62~2.30),1.45/10万(95%CI:1.16~1.75),0.51/10万(95%CI:033~0.68)。从这些资料可知,我国南方CD的发病率高于北方,而北方则以UC的发病居多。虽然这些资料也存在偏倚,但已是迄今为止对我国IBD发病率较为准确的调查。

对于IBD危险因素的调在,我国曾开展了一项样本量较大的病例对照研究,入组745例UC病例,并以745例无消化系统疾病但暴露在相似环境因素下的同事、邻居、朋友作为对照。研究结果显示,IBD家族史、感染性肠病为UC的危险因素,吸烟、饮茶、母乳喂养为UC的保护因素。2014年,首次在亚太地区进行了大规模的IBD流行病学调查,共纳入442例IBD病例(其中186例为CD病例,256例为UC病例;且374例为亚洲人)和940例正常对照者,通过问卷调查分析环境因素对疾病的影响,结果显示:母乳喂养>12个月、抗生素使用、养宠物狗、饮茶及体育锻炼是降低CD发生风险的因素;母乳喂养时间≫12个月、抗生素使用、饮茶、饮咖啡、热水浴及儿童时期使用冲水马桶为UC的保护因素,但戒烟为UC的危险因素。

由于我国IBD的流行病学研究刚刚起步,因此利国利民的疾病预防工作尚任重道远。

二、炎症性肠病临床表现

(一)UC

据我国的研究资料显示,UC 发病的高峰年龄为 20～49 岁,性别差异不明显。临床表现为持续性或反复发作的腹泻、黏液脓血便,伴腹痛、里急后重。患者还可出现皮肤、黏膜、关节、眼、肝、胆、胰腺等的肠外表现。重度 UC 可出现发热、体重减轻等,并发中毒性巨结肠者可发生结肠穿孔。并发症包括中毒性巨结肠、肠穿孔、下消化道大出血、上皮内瘤变以及癌变。

(二)CD

我国 CD 发病的高峰年龄为 18～35 岁,男性略多于女性。临床表现包括腹泻、腹痛、血便及全身表现(如疲劳、间歇性低热、盗汗、消瘦、贫血、脱发及发育滞后等)。并发症包括瘘管、腹腔脓肿、肠狭窄和肠梗阻、肛周病变(如肛周脓肿、肛周瘘管、皮赘、肛裂等)、消化道出血及急性穿孔等。

三、炎症性肠病辅助检查

(一)血液检查

血常规可见贫血,急性期常有中性粒细胞增多,血小板数常明显增高。严重者白蛋白水平降低。活动期会出现血沉增快。C 反应蛋白(C-reactive protein,CRP)水平升高,在疾病缓解时显著下降。

(二)粪便检查

粪便检查肉眼可见血、脓和黏液。涂片镜检可见红细胞、白细胞。对于 UC 患者,强调粪便常规检查和培养不少于 3 次。粪钙卫蛋白是近年来研究比较多的一项指标。它是中性粒细胞内的一种蛋白,当发生炎症时,中性粒细胞脱颗粒可导致钙卫蛋白被释放,粪便中钙卫蛋白水平提供了炎症位于肠道的直接信息。国内研究表明,IBD 患者粪钙卫蛋白水平远高于结肠肿瘤、肠易激综合征等患者。国外一项关于 IBD 的 Meta 分析显示,据粪钙卫蛋白水平诊断 IBD 的敏感度和特异度分别为 93.0% 和 96.0%。另一项关于儿童的分析显示,据粪钙卫蛋白水平诊断 IBD 的敏感度和特异度分别为 97.0% 和 70.0%。故可见粪钙卫蛋白在 IBD 诊断中的价值。除此之外,粪钙卫蛋白在预测 IBD 活动度方面也有重要的价值。

(三)免疫学检查

自身免疫性抗体,包括核周型抗中性粒细胞胞浆抗体(perinuclear anti-neutrophil cytoplasmic antibody,pANCA)、抗酿酒酵母菌抗体(anti-saccharomces cerevisiae antibody,ASCA)、抗小肠杯状细胞抗体(goblet cell autoantibody,GAB)和抗胰腺腺泡抗体(pancreatic autoantibody,PAB)等,有助于 IBD 的诊断,也有助于 UC 和 CD 的鉴别诊断欧美国家大多数研究显示,ANCA 在 UC 患者中的阳性率为 60.0%～80.0%,特异性达 84.0%。ASCA 对 CD 诊断的敏感性为 55.0%～65.0%,特异性为 80.0%～95.0%。在国内入组例数较多的病例对照研究中,ANCA 对 UC 诊断的敏感性为 37.9%～56.7%,ASCA 对 CD 诊断的敏感性为 45.2%～65.5%。总体来说,ANCA 和 ASCA 在中国患者人群中 UC 和 CD 诊断的敏感性较欧美患者人群低,分析认为这可能与种族遗传背景的差异有关。

(四)影像学检查

1.腹平片　中毒性巨结肠可表现为肠胀气,并发肠梗阻可见气液平面。

2.钡剂灌肠和小肠钡剂造影　UC钡剂灌肠可有如下表现:①黏膜粗乱和(或)颗粒样改变。②肠管边缘呈锯齿状或毛刺样改变,肠壁有多发性小充盈缺损。③肠管短缩,袋囊消失呈铅管样。

CD钡剂灌肠和小肠钡剂造影多表现为:①多发性、跳跃性病变。②病变处可见裂隙状溃疡、鹅卵石样改变、假息肉。③肠腔狭窄、僵硬。④可见瘘管。

3.计算机体层扫描或磁共振成像肠道显像

(1)UC:计算机体层扫描(computerized tomography,CT)或磁共振成像(megnetic resoance imaging,MRI)结肠显像可显示结肠镜检查未及的部位,有助于对肠壁增厚、肠腔狭窄的判断。

(2)CD:活动期CD典型CT或MRI肠道显像表现为肠壁明显增厚(增厚度大于4mm),肠黏膜明显强化伴有肠壁分层改变,黏膜内环和浆膜外环明显强化(图5-1),呈"靶征"或"双晕征";肠系膜血管增多、扩张、扭曲,呈"木梳征"(图5-1),相应系膜脂肪密度增高、模糊、肠系膜淋巴结肿大等。Wold等研究显示,CT肠道显像(computerized tomography enterography,CTE)对CD诊断的敏感度和特异度分别为78.0%和83.0%。一项关于33例病例的前瞻性研究Meta分析显示,磁共振肠道成像(megnetic resoance imaging enterography,MRE)对IBD诊断的敏感度和特异度分别为93.0%和92.8%,CTE对IBD诊断的敏感度和特异度分别为84.3%和95.1%,两者无统计学差异。

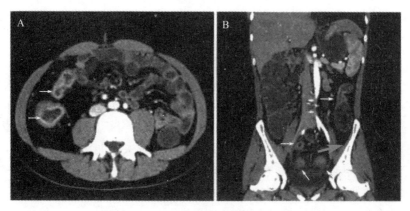

图5-1　CD患者小肠CT重建轴位和冠状位图像

A.小肠CT重建为轴位图像,白箭头提示肠黏膜明显强化伴肠壁分层改变;B.小肠CT重建为冠状位图像,白箭头提示肠黏膜明显强化伴肠壁分层改变,灰箭头提示肠系膜血管"木梳征"

4.腹部超声　腹部超声对瘘管、脓肿和炎性包块的发现具有一定价值,且简单易行。对于IBD的肠外病变,肠镜检查是一个盲区,腹部超声可以与肠镜检查起到互补作用。

(五)内镜检查

结肠镜检查及活检是UC诊断的主要依据。UC结肠镜下表现:①黏膜血管纹理模糊、紊乱或消失,充血,水肿,质脆,有自发性或接触性出血和脓性分泌物附着。②病变明显处可见弥漫性、多发性糜烂或溃疡。③结肠袋变浅、变钝或消失,以及出现假息肉、黏膜桥等。

根据CD的病变部位选择进行结肠镜、小肠镜或胶囊内镜检查。其中,结肠镜检查和活检是 CD 诊断的常规首选检查。CD 特征性内镜下表现：①非连续性病变。②纵行溃疡和鹅卵石样外观。

一项纳入了 60 例 IBD 病例的研究结果显示，消化内镜对 UC 的诊断正确率为 95%，而对 CD 的诊断正确率为 80%。

四、小结

近年来，我国 IBD 发病率快速上升。同时，我国 IBD 的临床研究在流行病学、诊断、治疗等方面都有了长足的发展，但在深入研究的过程中也存在很多的困难和挑战，需要多学科共同努力，推动我国炎症性肠病研究的发展。

第二节　炎症性肠病的病理概述

炎症性肠病（inflammatory bowel disease，IBD）的病理学基础是肠道黏膜反复发作的慢性炎症。炎症细胞浸润所致黏膜交替损伤与修复，引起黏膜和肠壁正常构型或成分发生改变，而导致一系列相关临床症状与后果。IBD 分为两个与要类型，即溃疡性结肠炎（ulcerative colitis，UC）和克罗恩病（Crohn's disease，CD）。UC 一般起病于直肠，进而向结肠近端延伸累及不同肠段，在不同患者中形成直肠炎、乙状结肠直肠炎、左半结肠炎或全结肠炎等，所受累肠段黏膜呈弥漫病变而无正常黏膜间隔。反之，CD 可单灶或多灶累及消化道任何节段，即使在同一受累节段也存在正常黏膜，即形成所谓的"跳跃病变"。UC 主要累及黏膜层，而 CD 多半累及肠壁。因为这两种疾病所累及的肠壁层次与分布不同，所以所造成的病理学改变及临床症状也常有明显区别。另外，UC 和 CD 患者均有不同程度的肠外组织累及或肠外疾病，本节讨论仅限于肠道病变。

本节主要介绍和强调 IBD 共同的、基本的组织病理学表现。不言而喻，IBD 是一类慢性肠炎，而慢性肠炎的组织学表现主要在于混合性炎症细胞浸润和黏膜构型的改变。明显的黏膜构型改变很容易分辨；但对于轻微的构型改变的识别，则需要对胃肠道黏膜的正常形态学有足够的认识，并有长期阅片经验。因此，本节内容包括胃肠道组织显微镜下正常形态、IBD 的基本病理组织表现以及 CD 与 UC 的病理特征三个方面。

一、胃肠道组织显微镜下正常形态

熟悉正常消化道组织学形态对掌握炎症性肠病或者其他胃肠道炎症性疾病的病理表现很重要。轻微的炎症所引起的显微镜下改变往往不明显。在不同的标本处理或染色条件下，正常的活检组织有时会因人为因素造成的改变而有可能导致对活检标本的过度评估。

消化道从口腔到肛门，不同节段由不同的上皮细胞所覆盖，包括鳞状上皮细胞和柱状（腺）上皮细胞。食管的上、中、下三段由复层鳞状上皮细胞覆盖。其黏膜下层会有一些散在的黏液腺体（图 5-2）。正常食管的上皮下有时候会有散在的淋巴细胞，这些淋巴细胞在正常的情况下也偶尔会浸润到上皮层。食管黏膜下腺体的特殊形态对于活检组织来源的判别很重要。比如在有腺上皮化生的情况下，食管下端活检可能只显示胃小凹上皮，与正常胃贲门黏膜无法鉴别。但如果看到有黏膜下腺体，则可确定标本来自食管下端。食管和胃的交界处特征为正常的鳞状上皮以不规则的界线转换成为胃表面上皮。

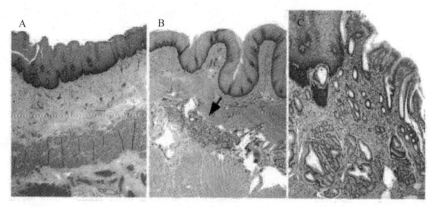

图 5-2 食管

A.管腔由复层鳞状上皮覆盖,管壁包括上皮层、黏膜固有层、黏膜肌层,黏膜下层,固有肌层及外结缔组织层(食管缺乏浆膜层);B.食管下段黏膜下层多见黏液腺体(箭头);C.胃和食管交界区黏膜

　　胃黏膜分为贲门部、胃底和胃体部、幽门部或者胃窦部。整个胃黏膜的表层上皮是一致的,即小凹上皮(foveolar epithelium)。贲门部表面的腺体主要由胃小凹上皮组成(图 5-3A)。胃底和胃体部的黏膜由丰富、排列致密整齐的胃底腺组成(图 5-3B 和 C)。其腺上皮主要包括两种细胞,即壁细胞和主细胞。胃体黏膜的特点是腺体致密、规则排列,间质很少。胃窦部的腺体以黏液腺体为主,而且呈不规则疏松排列(图 5-3D)。

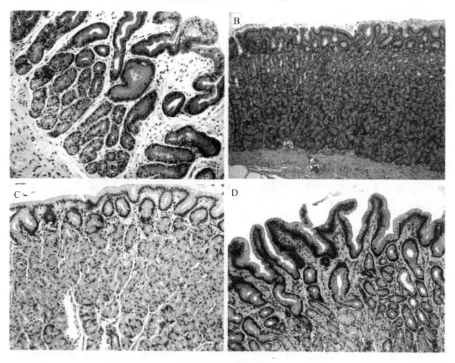

图 5-3 胃黏膜

A.胃贲门黏膜:疏松、不规则排列的黏液腺体。腔面由小凹上皮覆盖;B.胃底与胃体部黏膜镜下观相同,有致密排列的管状腺体组织,表面有小凹上皮覆盖;C.胃体黏膜高倍镜观:壁细胞主要分布在靠表浅部位的胃体腺;D.胃窦部黏膜,表面由小凹上皮覆盖,腺体为疏松排列的黏液腺。黏膜固有层含少数炎症细胞(如淋巴浆细胞等)

　　十二指肠、空肠以及回肠黏膜表面呈长短不一的绒毛结构。十二指肠的主要特征是含有

很丰富的黏液状腺体,这种腺体被称为布鲁氏腺(Brunner's gland),主要分布在黏膜下层(图5-4)。空肠的绒毛一般比较长而纤细。回肠黏膜含有比较多的淋巴滤泡(图5-5)。正常小肠黏膜固有层有数目不等的炎症细胞,包括淋巴浆细胞和巨噬细胞。靠近回肠末端处淋巴组织丰富。需要注意的是,正常情况下,覆盖淋巴滤泡的黏膜局部表面绒毛会变钝或扁平,不应被过度解释为慢性肠炎的黏膜构型异常(图5-5)。另外,正常小肠黏膜和黏膜下组织以固定间隔形成规律分布的小肠皱襞(图5-6)。

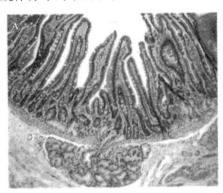
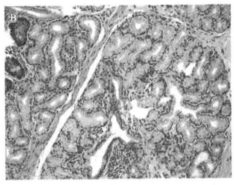

图 5-4　十二指肠

A. 主要特征为布鲁氏腺,这是一种小叶状黏液腺体,主要分布在黏膜下层,也常常延伸到黏膜层;B. 布鲁氏腺高倍镜下观

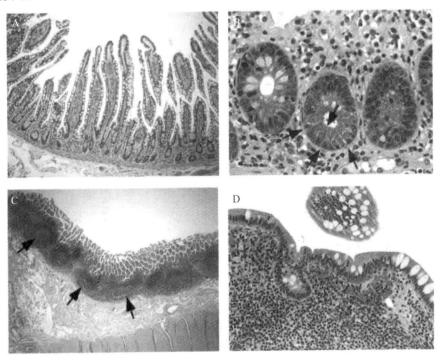

图 5-5　小肠黏膜

A. 纤细的绒毛由上皮层和黏膜固有层组成。小肠上皮主要由空泡样的杯状细胞和带有微绒毛的吸收细胞组成。小肠隐窝较短,基底部有含红色粗大颗粒的帕内特(Paneth)细胞;B. 隐窝基底部帕内特细胞高倍镜下观(箭头);C. 靠近回肠末端有大量淋巴滤泡分布,许多含生发中心(箭头);D. 覆盖淋巴滤泡部位常有绒毛缺失或变平,并伴有上皮内淋巴细胞浸润

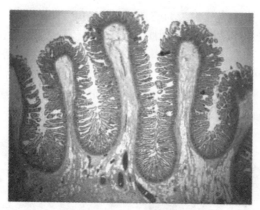

图 5-6　正常小肠黏膜与黏膜下层进一步折叠成小肠皱襞

　　结肠黏膜的主要特征是表面扁平,腺体也被称为隐窝(crypt),呈规则的试管架样排列或者栅栏样排列,腺体底部直接坐落在黏膜肌层。而且隐窝占据黏膜大部分,其固有层间质存在少量单核炎症细胞,包括淋巴浆细胞和巨噬细胞。散在的淋巴滤泡也是结肠黏膜的组成部分(图 5-7)。

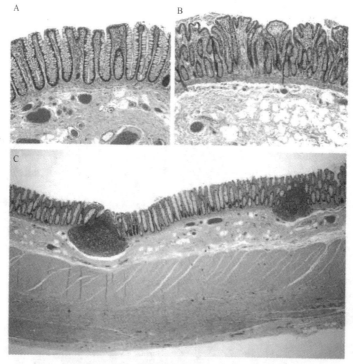

图 5-7　结肠黏膜及黏膜下层

　　A.结肠腺体呈简单管状,与黏膜表面垂直如试管样排列;B.直肠部分腺体会稍有不规则,表面呈轻度波纹状;C.结肠黏膜下可见散在淋巴滤泡

　　在直肠与肛管之间会有一小段转化上皮。正常肛管是由复层鳞状上皮细胞所形成的。肛门部分由角化的复层鳞状上皮细胞组成,其组织学结构与正常皮肤相同。

二、炎症性肠病的基本组织病理表现

　　概而言之,IBD 的基本组织学病变主要包括两大方面:炎症性浸润及黏膜结构破坏。前者包括黏膜固有层多种炎症细胞浸润、隐窝炎、隐窝脓肿、黏膜糜烂和溃疡;后者包括隐窝扭曲分支、加长、萎缩或缺失,以及幽门腺化生、帕内特细胞化生、炎性息肉等。部分 CD 病例可见上皮样和(或)多核巨细胞肉芽肿。这些变化可以在不同区域同时存在,但基于疾病的活动性或严重程度而表现不一。在疾病缓解期或受累较轻的部位只有较轻度的改变。因此,对同一患者多处区域进行活检显示这些病变特征的机会会更大。

由于 IBD 存在活动性和非活动性阶段,炎症性浸润可以依据黏膜固有层和上皮的累及情况分别考虑。为方便记忆,IBD 病理的主要组织学表现按三大方面列于表 5-1,并描述如下。

表 5-1 IBD 病理改变的三项组织学成分

组织学表现	组织学成分		
黏膜固有层混合炎症细胞浸润	淋巴浆细胞、巨噬细胞、中性粒细胞、嗜酸性粒细胞		
慢性变	隐窝结构改变和(或)缺失:扭曲、分支、缩短、加长、扩张;分布不均		
	化生:正常细胞出现在异常部位	帕内特细胞(Paneth cell)化生	
		幽门腺(pyloric gland)化生	
	炎性息肉或假息肉		
活动性	隐窝炎:中性粒细胞侵犯隐窝上皮		
	隐窝脓肿:中性粒细胞聚集在受损隐窝腔		
	糜烂:局部上皮坏死脱落		
	溃疡:局部上皮和黏膜坏死缺损深及黏膜肌层或以下		

(一)炎症细胞浸润

慢性肠炎的黏膜固有层炎症细胞浸润一般是混合性的,包括淋巴浆细胞、巨噬细胞和不同程度的嗜酸性粒细胞(图 5-8)。IBD 活动期的黏膜炎都会伴有中性粒细胞浸润上皮层。如上所述,这些所谓的炎症细胞是小肠和结肠黏膜的正常成分。在慢性肠黏膜炎症情况下,这些细胞数目增多、密度加大。但具体判断没有很好的定量标准,有时依赖于医生经验,故主观性比较大。一般当这些炎症细胞量多、造成隐窝间距加大时,可以做出诊断。但是最客观的表现是炎症细胞浸润造成隐窝底部与黏膜肌层隔离,因为这个"间隙带"在正常情况下并不存在。因此,以种观点认为"基底部浆细胞增多"(basal plasmacytosis)是 IBD 显微镜下的诊断指标之一。更确切地说,这应该是判断"黏膜慢性炎"的一个客观指标。

"黏膜慢性炎"这个术语在我们日常病理报告中出现得较多,但作为诊断病名尚有欠妥之处。其原因有 2 个:一是由于"黏膜慢性炎"定义不明而被滥用于多种情况,包括正常、感染性肠炎的淋巴浆细胞浸润和 IBD 或其他病因慢性肠炎等,这种泛用对临床诊断缺乏应有的指导意义;二是病理报告应尽量以确切的病名作为诊断,比如"急性肠炎""慢性肠炎"等,而"黏膜慢性炎"只是描述性用词。若因活检标本和临床信息的限制,实在无法做出具体疾病分类诊断时,则做出"黏膜慢性炎"诊断的最基本标准应该包括基底部浆细胞增多。

(二)活动性炎症

慢性肠炎的活动期或急性肠炎都会有不同程度的中性粒细胞侵犯隐窝或表面上皮,导致上皮受损,依严重程度而表现为隐窝炎(crptitis)(图 5-8,图 5-9)、隐窝脓肿(crypt abscess)(图 5-10)、糜烂(erosion)或溃疡(ulceration)。偶尔,嗜酸性粒细胞也会扩散至上皮内(图 5-8),但只有中性粒细胞病变才可称为隐窝炎。

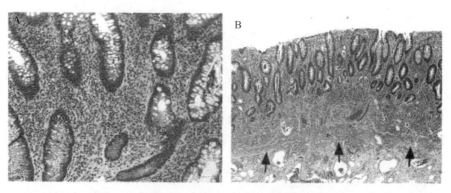

图 5-8　黏膜固有层多样炎症细胞浸润

　　A. 可见隐窝间大量淋巴浆细胞、嗜酸性粒细胞等,部分隐窝伴有隐窝炎;B. 基底浆细胞增多,导致隐窝底部与黏膜肌层(箭头)之间增宽、形成隔离带

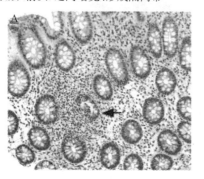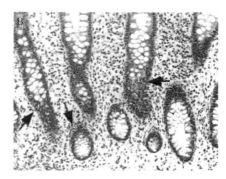

图 5-9　隐窝炎

　　A. 隐窝横切面,显示中性粒细胞浸润隐窝上皮(箭头所示);B. 隐窝炎纵切面,局部中性粒细胞浸润隐窝上皮(箭头所示)

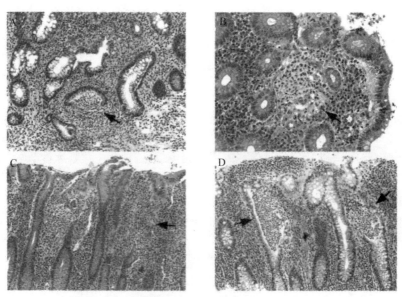

图 5-10　各种隐窝脓肿

　　A. 隐窝腔内中性粒细胞聚集,伴有腺体部分被破坏(箭头所示);B. 一个隐窝几乎全部被破坏(箭头所示);C. 脓肿破坏隐窝中段(箭头所示);D. 两个隐窝纵切面伴脓肿(箭头所示)

（三）慢性改变

黏膜慢性改变主要表现在隐窝构型的异常，包括扭曲、分支或变短（图 5-11A）。偶尔由于过度修复也会出现隐窝加长。长期严重的受损可以导致局部或弥漫隐窝萎缩或缺失，内镜下表现为黏膜萎缩。在组织学上，黏膜呈现隐窝数目减少、分布稀疏、残留的腺体排列不整齐和再生分支等现象（图 5-11B）。其他改变包括幽门腺化生（pyloric gland metaplasia）和帕内特细胞化生（Paneth cells metaplasia）（图 5-12）。化生改变是指正常结构被破坏后由另一种细胞修复所取代。如上所述，帕内特细胞正常情况下见于小肠黏膜，少数分布在盲肠和升结肠，横结肠也可有很稀少分布。但慢性肠炎可导致帕内特细胞在正常分布部位的细胞数目增加，或出现在正常情况下无帕内特细胞的肠段。如果在脾曲或更远端结肠活检中发现帕内特细胞，则一般可确定为化生，从而作为慢性肠黏膜受损的客观诊断证据（图 5-12A）。正常小肠与结肠均无幽门腺样黏液腺体。在慢性炎症细胞浸润的背景下出现幽门腺则符合幽门腺化生的诊断（图 5-12B），也称之为假幽门腺化生。化生的幽门腺体常单个或灶状聚集在紧邻溃疡边缘的黏膜中，也可见于不连续溃疡周围远离病变的水肿肠段中。

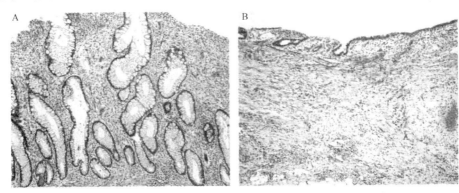

图 5-11　隐窝构型改变

A. 隐窝扭曲分支；B. 隐窝萎缩或缺失

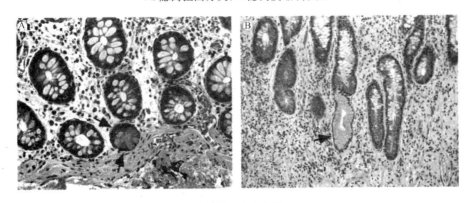

图 5-12　上皮化生

A. 帕内特细胞化生：直肠黏膜活检显示一个隐窝底部细胞含粗大的颗粒（箭头所示）；B. 幽门腺化生：可见单个隐窝底部腺上皮呈浅染黏液样上皮（箭头所示），与周边肠道上皮明显不同

小肠黏膜结构异常表现为绒毛失去正常结构而变扁平（图 5-13）。反之，大肠黏膜表面也可由正常的扁平状转化成绒毛状（villiform change or transformation）（图 5-14）。

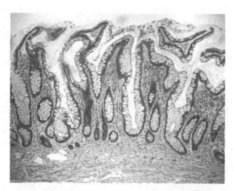

图 5-13　CD 累及的小肠黏膜绒毛变短,隐窝增长伴分支

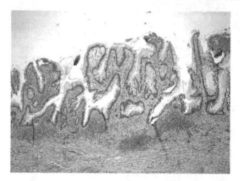

图 5-14　UC 累及的结肠段出现绒毛化
正常情况下,结肠黏膜表面扁平,无绒毛结构

在弥漫炎症和溃疡损伤黏膜后,残余或受累相对较轻的黏膜岛会有继发性增生,形成所谓炎性假息肉(图 5-15)。更多见的是,在 UC 或 CD 静止期,完整修复的黏膜背景上也会有少数或多个息肉(图 5-16),其组织学上缺乏常规增生性息肉或腺瘤的表现,而称之为炎性息肉(inflammatory polyp)或炎症后息肉。临床和病理有时对炎性假息肉或炎性息肉不做严格区分,而统称为炎性息肉。

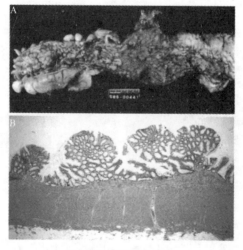

图 5-15　炎性假息肉

A.UC 结肠弥漫溃疡的背景上有多个息肉;B.组织学上,息肉本身并无明显黏膜构型改变,而背景黏膜呈溃疡或萎缩改变

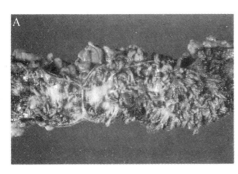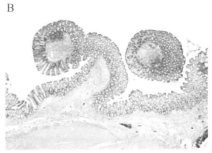

图 5-16 炎性息肉

A. 黏膜完整愈合后相对萎缩,呈现多个带蒂小息肉;B. 显微镜下观息肉,包括大致正常的黏膜及黏膜下层组织。

注意背景黏膜结构轻微变化

UC 和 CD 均可出现上述组织病理学改变,但伴随慢性炎症的其他病变,比如非干酪样肉芽肿(图 5-17、图 5-18)以及黏膜下淋巴小管增生扩张(图 5-19)则主要见于 CD。

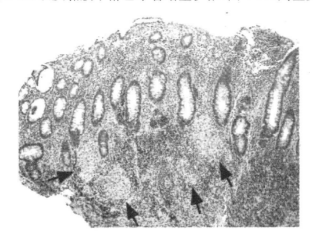

图 5-17 肉芽肿

结肠 CD 在黏膜下层和黏膜交界面可见多个肉芽肿(箭头所示),均不伴坏死

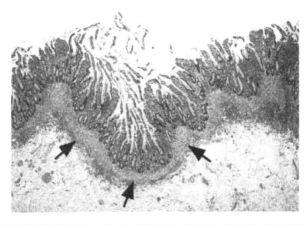

图 5-18 局部黏膜肌层增厚,小肠 CD 显示黏膜肌层比正常厚度增加数倍(箭头所示)

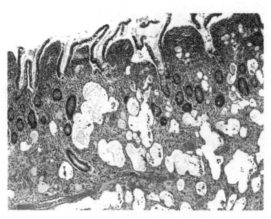

图 5-19　黏膜淋巴小管扩张

CD病变伴大量淋巴小管明显扩张。由于该部位是溃疡后黏膜修复，故缺乏黏膜与黏膜下层的正常分界

　　一般情况下，病理描述以静态观察为主，但疾病的发生和进展是一个动态的过程。因此，以动态思维看问题往往更有助于理解患者的临床和病理表现。病理改变比较典型的多数患者通常在经历了比较长期的、由轻到重的慢性消化道症状，即反复多次的炎症反应之后才就诊。部分患者在做肠镜之前可能就已经接受过不明的药物治疗。所以即使是初次的活检标本，除了明显的各种炎症细胞浸润以外，也会有不同程度的慢性黏膜构型的改变。如果活检仍然在 IBD 病变初期，则受累黏膜显示多灶性活动性炎症：固有层淋巴浆细胞等混合性炎性浸润，黏膜表面或隐窝上皮的嗜中性粒细胞浸润（隐窝炎）。严重的隐窝炎会发展至中性粒细胞聚集成簇，导致隐窝脓肿，偶尔缺乏明显的黏膜结构改变。活动性病变常伴有"慢性化"或慢性黏膜结构改变。后者是由于反复的黏膜损伤和无效的修复所致的。多数急性结肠炎或小肠炎患者即使有隐窝的损伤或破坏，也会因为隐窝干细胞的存在并依托原有的间质框架而使这些损伤的隐窝或绒毛得以再生，形成基本正常的"新的"黏膜。后者往往与原来正常黏膜毫无区别。然而，如果修复的过程被多种腺体损伤或反复的腺体损伤所中断，则新生的隐窝或绒毛会出现不规则形状（"流产型"再生），并伴有隐窝的扩张、分支或加长，以及在 CD 病变中小肠绒毛变短或完全消失。由于残余干细胞受损，所以有些隐窝永久性失修复而在固有层内留下大的空隙（隐窝缺失）。

三、克罗恩病与溃疡性结肠炎病理特征

　　前面主要描述了 CD 和 UC 受累黏膜在显微镜下的共性表现。两者的活动性炎症均表现为隐窝炎和隐窝脓肿。其他非特异性表现包括上皮细胞变性脱失，常伴表面黏膜糜烂或溃疡形成，也可出现隐窝杯状细胞黏液缺失等。

　　与 UC 相比，CD 的活动性炎症常呈斑片状、节段性分布，隐窝脓肿的数里常少于 UC。黏膜结构慢性改变是 CD 与 UC 病变的基本表现。但是，在多数情况下，这种隐窝扭曲变形的程度在 CD 表现得相对轻微，呈不同程度的局部分布，以至于有时不易被识别；而在 UC，这些隐窝的异常分布弥漫且突出。在手术切除的大体小肠或结肠标本中，用以区分 CD 与 UC 的许多改变比较直观、明显（表 5-2）。由于 CD 的许多特征性改变在肠壁，所以黏膜活检材料中可以区别两者的病变有限。然而，根据 UC 与 CD 在病变分布上的不同，结合详细内镜描述和准确的活检部位的定位，病理在日常工作中还是会提供有助于鉴别 UC 与 CD 的客观信息。

表 5-2　UC 和 CD 病理表现对比

病理表现	CD	UC
受累节段	回肠与结肠(消化道任何节段)	结肠(倒灌性回肠炎)
分布	跳跃性病灶	连续性病灶
直肠累及	50%(局部)	100%(弥漫)
炎症浸润	全层	黏膜及黏膜下
裂隙溃疡	多见	一般无
肉芽肿	约30%病例	可偶见黏液肉芽肿
炎性假息肉或息肉	可见	常见
线样(纵行)溃疡	多见	无
狭窄	常见	罕见(病程长患者)
肠壁增厚	常见	无
瘘管	33%的病例	无
窦道	67%的病例	无
神经纤维增生	常见	罕见
浆膜炎	可见	无
蔓生脂肪	常见	无

　　如上所述,UC 与 CD 在病理上的主要差别是慢性炎症所累及的肠道的部位。通过大体病理与内镜观察,均可以识别 CD 间断分布的"跳跃性"病变,即病变区与正常黏膜交替出现。这种"跳跃性病变"在诊断上非常有价值,因为在 CD 的黏膜活检中也常常会存在显微镜下"跳跃性病变",即在同一显微视野或同一块活检组织可以看到明显扭曲和完全正常的隐窝。该现象被称为"显微镜下跳跃性病变"(图 5-20)。CD 的上消化道累及也是很重要的鉴别特征之一。因此,黏膜活检是鉴别 CD 和 UC 最重要的途径,在疑诊 CD 时,同时行胃镜和包括末端肠在内的系统间隔结肠镜活检,保证对疾病分布进行准确评估。

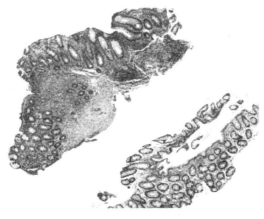

图 5-20　结肠黏膜活检中 CD 的跳跃性病变

　　视野中两块组织来源于同一部位。右下方组织形态基本正常,缺乏炎症细胞浸润。左上方组织表现明显的固有层炎症细胞浸润,局部隐窝被炎性浸润替代。邻近隐窝不规则、扭曲

　　需注意的是,在有些 UC 病例会出现以下几种特殊表现,后者可使得 UC 和 CD 在诊断上易混淆。①经过治疗后的 UC 可呈节段性分布,但如仔细观察大体上相对正常区域的黏膜,仍然会发现隐窝缩小、缩短等黏膜萎缩的证据,也很难找到对应于 CD"跳跃性病变"中间隔的

完全正常的黏膜。因此,内镜活检也要包括貌似正常的部位。②累及左半结肠的 UC 有时可在远隔的阑尾口或盲肠出现局灶性黏膜病变,这并非代表跳跃性分布的炎症。③全结肠受累的 UC 患者末端回肠可出现"倒灌性回肠炎",不可将其理解为小肠、结肠均受累而诊断为 CD。通常倒灌性为肠炎仅累及末端回肠 10cm 以内,而且显微镜下除了急性炎症浸润以外,一般不会出现明显的绒毛萎缩或其他慢性变的特征(图 5-21)。④UC 隐窝受损破裂可以导致巨噬细胞聚集而形成所谓的黏液肉芽肿,这些肉芽肿都会出现在破坏的隐窝旁(图 5-22),而且均位于黏膜内,所以应该与 CD 的肉芽肿相区别。后者出现在周围隐窝无明显破坏的固有层或黏膜下层。当然,黏液肉芽肿也可见于 CD 黏膜破坏的隐窝旁,所以也不能因此就否定 CD 诊断。

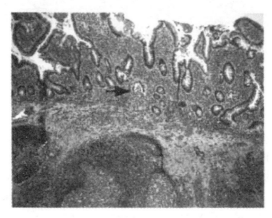

图 5-21　倒灌性回肠炎

绒毛轻度萎缩,但隐窝增长不明显。局部可见隐窝炎伴有部分破损(见箭头)。注意黏膜下淋巴滤泡

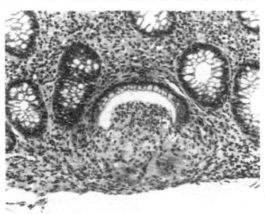

图 5-22　黏液肉芽肿

视野中央一个扩张的隐窝含隐窝脓肿并部分破损,释放的黏液刺激多核巨细胞聚集

　　需要强调的一个重点是,病理学上 IBD 代表的是一种慢性肠炎,而慢性肠炎还可能由其他多种原因引起。我们可将 IBD 视为一种特定的显微镜下模式,也是一种慢性小肠炎或结肠炎模式。同样,"急性肠炎"模式显示固有层混合炎症细胞浸润增加和不同程度的隐窝炎甚至隐窝脓肿。在日常工作中,尤其在小活检标本的评估中,首要的是区分急性肠炎和慢性肠炎。急性肠炎不会有隐窝的扭曲,其最常见的原因为细菌感染。大多慢性肠炎可显示急性肠炎的特征和隐窝结构的改变。然而,也有例外,"显微镜下肠炎"是临床因素导致的一种慢性肠炎,

就缺乏隐窝结构扭曲。这是慢性肠炎中唯一不符合"慢性"规律的例外。临床表现上,显微镜下肠炎患者常有慢性腹泻;而其病理学特征则是固有层有致密的淋巴浆细胞浸润,并伴有隐窝和表面上皮的淋巴细胞增多,隐窝的形态和数成仍然正常,因而内镜下结肠黏膜也显示为正常。

当活检显示慢性肠炎的特征时,应当考虑的病因包括感染、缺血、药物和 IBD。还有一些其他少见的慢性肠炎类型,比如嗜酸性粒细胞性肠炎、自身免疫性肠炎等。

引起慢性肠炎模式的感染因素更多见于霉菌、寄生虫或者其他少见的细菌感染。在临床上或病理上,与 CD 较难区别的是结核分枝杆菌引起的肠结核。很多急性缺血呈现"毒性-缺血性损伤"模式(图 5-23),通常有上皮和隐窝的消失或萎缩,而不伴明显的炎症细胞浸润,但在固有层可见纤维蛋白样物质沉积。其常见隐窝凋亡增加和散在的伴上皮变平的隐窝扩张,也称之为"隐窝凋零"(withered crypts)(图 5-23)。相反,慢性部分缺血会引起与 IBD 相似的黏膜改变。一般来说,许多药物性肠炎也显示"毒性-缺血性损伤"模式(图 5-23),但同时固有层可出现显著的炎性浸润,从而呈现"混合性模式"。

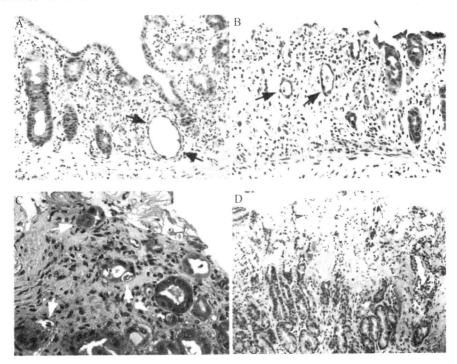

图 5-23 毒性-缺血性损伤模式

A. 缺血性肠炎,表面上皮萎缩,隐窝上皮轻度萎缩,局部隐窝扩张、上皮扁平(见箭头);B. 艰难梭菌(C. diff)感染肠炎局部也呈大量隐窝扩张、黏膜表面上皮脱落、固有层细胞稀少;C. 非甾体抗炎药(NSAID)所致肠炎,隐窝萎缩伴细胞凋亡增多(见短箭头),偶见异常核分裂象(见长箭头);D. 胃窦部缺血性胃炎,示黏膜表面糜烂,表面上皮及腺体消失,固有层纤维素样沉积

作为病理医生,仅仅能够辨认 IBD 的镜下特征是不够的,我们还需要知道其他肠道炎症性疾病,熟悉它们的镜下特征,从而能认识这些疾病。其中,有些疾病可能有与 IBD 相似或重叠的镜下改变,只有结合临床、影像和内镜检查才能明确区分。因此,尽管这是一本关于 IBD 的书籍,但为了有助于正确地进行鉴别诊断,讨论所有的非 IBD 肠炎也是很重要和有必要的。

最后,在部分 IBD 患者中出现的最重要的远期并发症是非典型增生和癌症。为降低恶变相关的致死率,除了控制疾病病情之外,最有效的措施是进行规范的内镜监测随访。

第三节　炎症性肠病的诊断方法与药物治疗

IBD 的诊断比较困难,因为它没有诊断的金标准,并且其临床、内镜、病理及影像表现都没有特异性,需要结合以上各方面的表现进行综合分析,在排除感染性和其他非感染性肠炎的基础上才能做出诊断。

一、溃疡性结肠炎的诊断

(一)诊断方法

UC 是一种局限于肠道黏膜层和黏膜下层浅层的反复发作的慢性炎症。其诊断的主要依据是慢性腹泻 4 周以上,内镜显示活动性炎症,病理显示慢性炎症。但是这些都不是 UC 的特异性表现,需要结合患者的病史、临床表现、实验室检查、内镜和病理检查结果,排除其他结肠炎,才能确立 UC 的诊断。

1.病史　应该注意询问有无与其他结肠炎发病相关的危险因素。例如,生活在寄生虫感染流行区域者易患血吸虫病肠炎或阿米巴肠炎;有特殊用药史(特别是非甾体抗炎药)者易患药物性肠炎;有近期旅游史或不洁饮食史者易患急性细菌性肠炎;有盆腹腔放疗史者易患放射性肠炎;有广谱抗生素使用史者易患假膜性肠炎;有高血压、糖尿病等疾病或吸烟的老年患者易患缺血性肠炎。

2.症状　绝大部分 UC 患者表现为持续或反复发作的黏液脓血便,可伴有腹痛。病变如果累及直肠,可能出现里急后重感。重度 UC 患者可能出现发热、疲劳、贫血及体重下降等全身症状。

3.体征　UC 患者,尤其轻度 UC 患者,体检一般无阳性体征;中至重度 UC 患者可能有腹部压痛或低血压、心动过速等表现。

4.实验室检查　尽管 UC 的确诊不能依靠实验室检查,但实验室检查有助于排除其他肠炎,了解有无合并艰难梭状芽孢杆菌或巨细胞病毒感染及评估 UC 的病变严重程度。在诊断 UC 前,必须常规进行粪便培养,排除沙门氏菌、志贺氏菌、大肠杆菌、耶尔森氏菌感染,以及粪便显微镜检查排除阿米巴肠病、血吸虫肠病等疾病。对于长期住院或者长期使用抗生素的 UC 患者,当怀疑合并艰难梭状芽孢杆菌感染时,可查粪便艰难梭状芽孢杆菌毒素或 DNA。对于长期使用免疫抑制剂、中重度 UC 患者突然出现病情加重或者激素抵抗时,可检测血巨细胞病毒 DNA,了解有无巨细胞病毒感染。血常规、红细胞沉降率、C 反应蛋白、粪便钙卫蛋白等检测有助于评估 UC 的严重程度。UC 患者可能出现血抗中性粒细胞胞浆抗体(antineutrophil cytoplasmicantibodies,ANCA)阳性,但 ANCA 阳性不是 UC 的确诊依据。

5.内镜检查　结肠镜结合黏膜活检是 UC 诊断和鉴别诊断的最重要手段。结肠镜下 UC 病变多表现为:①黏膜红斑。②黏膜充血、水肿,血管纹理模糊、紊乱或消失。③质脆、自发或接触出血和脓性分泌物附着。④黏膜粗糙,呈细颗粒状。⑤病变明显处可见弥漫性炎症、多发性糜烂或溃疡。⑥结肠袋变浅、变钝或消失以及假息肉和黏膜桥形成等。但是这些表现都没有特异性,都可见于 UC 以外的其他结肠炎。

没有经过治疗的成年 UC 患者都有直肠受累,且病变从直肠开始向近端结肠呈连续性、弥漫性扩展,距离直肠越远,病变越轻。极少数活动性全结肠炎 UC 患者可能出现倒灌性回肠炎(backwash ileitis)。UC 患者的倒灌性回肠炎一般仅累及紧邻小段回肠,为连续性、弥漫性病变,回盲瓣口常开放;而 CD 患者的回肠炎一般呈局灶性分布,累及范围可能较广,回盲瓣口常狭窄甚至关闭。左半结肠炎 UC 患者常伴有阑尾开口炎症改变或盲肠红斑改变,无须进一步行小肠镜检查。

6.病理学检查 UC 病变限于黏膜和黏膜下层浅层,主要表现为:①肠上皮坏死,黏膜表面糜烂,浅溃疡形成。②基底部淋巴浆细胞增多。③隐窝结构变形。④杯状细胞减少。UC患者无特异性病理学表现,但是如果能发现 UC 的以上典型病理学表现中的 2~3 条,再结合临床表现和内镜检查,排除其他非感染性和感染性肠炎,可做出 UC 的诊断。

(二)疾病评估

UC 诊断成立后,需要对其临床类型、病变范围、严重程度及有无肠外表现等进行评估,做出完整诊断,以利于全面评估病情和预后,制订最佳治疗方案。

1.临床类型 UC 的临床类型可分为初发型和慢性复发型。初发型指无既往病史,首次发作的病例类型;慢性复发型指缓解期症状再次出现的病例类型,此型在临床上更常见。

2.病变范围 推荐采用蒙特利尔(Montreal)分型方法对 UC 进行病变范围的分类(表5-3),该分型特别有助于癌变危险度的评估及监测策略的制订,亦有助治疗方案的选择。50%的 UC 患者病变仅累及肠或乙状结肠;30%的 UC 患者病变累及左半结肠;20%的 UC 患者病变超过脾曲,累及全结肠。

表 5-3 蒙特利尔 UC 病变范围分类

分类	分布	病变累及的最大范围
E1	直肠	局限于直肠,未达乙状结肠
E2	左半结肠	累及左半结肠(脾曲以远)
E3	广泛结肠	广泛病变累及脾曲以近,乃至全结肠

3.严重程度 UC 病情分为活动期和缓解期。按蒙特利尔分型方法,活动期的疾病严重程度可分为轻、中、重度。改良的 Truelove 和 Witts 严重程度分类标准(表5-4)易于掌握,便于临床使用。改良的 Mayo 评分也可用于 UC 病情分度,但更多用于临床研究的疗效评估。

表 5-4 改良 Truelove 和 Witts 疾病严重程度分型

项目	轻度	重度
便次	<4 次/d	≥6 次/d
便血	轻或无	重
脉搏	正常	>90 次/min
体温	正常	>37.8℃
血红蛋白	正常	<75%正常值
ESR	<20mm/h	>30mm/h

注:*中度介于轻度与重度之间;缓解期无症状。

4.肠外表现和并发症

(1)肠外表现:尽管 UC 主要累及肠道,但是病变也可能同时累及全身其他器官。在国外,UC 的肠外表现较常见,约占 UC 患者的 30%。国内多中心研究显示,UC 有肠外表现的患者占 7.1%~20.9%。UC 的肠外表现包括以下 5 种。①皮肤黏膜表现:UC 患者最常见的皮肤黏膜损害为口腔溃疡、结节性红斑和坏疽性脓皮病。②眼部损害:在国外,5%~8%的活动性 UC 患者可发生巩膜外层炎(episcleritis)或前葡萄膜炎(anterior uveitis),亦可发生结膜炎、角膜炎、虹膜炎。眼病常随严重的结肠炎出现,可同时伴有关节炎及皮肤病变。UC 患者最常见的眼部损害为巩膜炎和葡萄膜炎,也可表现为虹膜炎和结膜炎。③肝胆系统疾病:较常见 UC 患者发生肝胆系统肠外表现的,国外占 25%~50%,国内仅约占 10%。UC 患者肝胆系统疾病可以表现为原发性硬化性胆管炎、脂肪肝及自身免疫性肝病。UC 患者在出现原发性硬化性胆管炎时一般无症状,通常在生化检查时有碱性磷酸酶水平增高而被发现。④骨与关节系统:为最常见的肠外表现之一,占 UC 所有肠外表现的 7%~25%。其分为外周性与中轴性关节病两大类:前者多为急性多关节炎,少有小关节炎;后者包括骶髂关节炎、强直性脊柱炎。⑤血栓栓塞性疾病:IBD 患者动静脉血栓的发生率约为 5%,其发生的风险为正常人的 3 倍,且与疾病活动性和严重度有关,发生部位可为腹腔、下肢或颅内。

(2)并发症:包括中毒性巨结肠、肠穿孔、下消化道大出血和癌变。①中毒性巨结肠:20%的重度 UC 患者可能出现中毒性巨结肠,典型表现为结肠肠腔明显扩张(大于或等于 6cm),或者盲肠肠腔大于 9cm,同时出现发热、腹痛、白细胞增多等全身中毒症状。对全结肠型及重度 UC 患者行结肠镜检查可能诱发中毒性巨结肠。②肠穿孔:中毒性巨结肠 UC 患者容易出现肠穿孔,且肠穿孔是 50%以上 UC 患者的死亡原因。③消化道出血:10%的 UC 患者可能出现消化道大出血,3%的 UC 患者可能因为严重的消化道出血而需要进行肠切除。④癌变:以人群为基础的研究发现,UC 患者结肠癌的发生率为每年 1.7‰。UC 患者患结肠癌的危险因素包括:病程长、病变范围广,长期存在内镜或组织学慢性炎症,肠道结构异常(肠管缩短、肠腔狭窄、假性息肉等),既往有过扁平不典型增生病变及合并原发性硬化性胆管炎。

(三)鉴别诊断

1. CD　小部分 CD 患者临床表现、内镜及病理表现都与 UC 相似,难以鉴别。CD 的以下特征有助于与 UC 相鉴别:出现肛周瘘管、肛裂、皮赘、脓肿等肛周疾病;无肉眼血便,仅粪便潜血阳性;结肠镜下直肠未受累,炎症呈跳跃性、局灶性分布;小肠镜下发现空回肠病变,活检发现非干酪性肉芽肿等。UC 患者可能出现 ANCA 阳性,CD 患者可能出现抗酿酒酵母抗体(anti-saccharomces cerevisiae antibody,ASCA)阳性,但是不能以此作为鉴别 UC 和 CD 的依据。

2. 急性感染性肠炎　各种细菌(如志贺氏菌、肠弯曲菌、沙门氏菌、大肠埃希菌、耶尔森菌肠炎)所致急性感染性肠炎的临床和内镜表现可能与 UC 相似,但急性感染性肠炎通常急性起病,常伴发热和腹痛,病程呈自限性(一般为数天至 1 周,不超过 6 周),且抗生素治疗有效。在诊断 UC 前,应常规行粪便培养,但粪便培养阳性率低,粪便培养阴性也不能排除急性感染性肠炎。病理学上,基底部淋巴浆细胞增多、隐窝分支变形,或帕内特细胞、幽门腺化生等慢性炎症表现,有助于排除急性感染性肠炎。

3. 艰难梭状芽孢杆菌感染性肠炎　使用广谱抗生素、长期住院、高龄及有严重基础疾病的患者可能出现艰难梭状芽孢杆菌感染。艰难梭状芽孢杆菌感染性肠炎,在内镜下肠黏膜表面可能出现假膜;病理上,肠黏膜表面有损伤、坏死,排出"火山口样"纤维脓性分泌物。查粪便艰难梭状芽孢杆菌毒素及 DNA 有助于诊断。需要注意的是,UC 患者可能合并艰难梭状芽孢杆菌感染,并且 UC 患者在感染艰难梭状芽孢杆菌后,肠道常常不出现假膜。

4. 放射性肠炎　放射性肠炎的临床和内镜下表现可能与 UC 相似,但放射性肠炎患者一般有腹腔或盆腔放疗史,其放射性肠炎可发生在放疗后几周到几年。其在内镜下主要表现为黏膜苍白、脆性增加,病理检查可见轻微的隐窝变形,但以上皮细胞损害、毛细血管扩张及固有层纤维素沉积等为主要表现,且固有层炎症细胞浸润不如 UC 明显。

5. 缺血性肠炎 缺血性肠炎也可表现为腹痛、便血,但一般先有腹痛,再出现鲜血便,少见黏液便。据肠镜下表现,病变好发于直肠与乙状结肠交界及脾曲,直肠一般正常;病理下如见腺体上部破坏、下部正常,及固有层纤维素沉积等特征,则有助于将缺血性肠炎与 UC 区分开。

二、克罗恩病的诊断

(一)诊断方法

CD 的临床表现复杂多样,内镜检查、活检病理组织学检查及放射学检查均无特异性表现,需要鉴别诊断的疾病很多,因此要对其各方面表现进行综合分析,从各种辅助检查中将能够反映 CD 特征的表现综合起来进行诊断。

1. 病史 应该注意询问有无引起 CD 及其他肠炎的危险因素。例如,生活在中国和印度的贫困地区的人群易患肠结核;有特殊用药史(特别是非甾体抗炎药)者易患药物性肠炎;炎症性肠病家族史、吸烟史及阑尾切除史等。

2. 症状 CD 的临床表现多样,有的患者表现为腹痛、腹泻,有的患者表现为腹部包块,有的患者甚至以肛周病变为首发表现。腹痛为 CD 患者的常见表现,一般为腹部痉挛性疼痛,部位以右下腹部多见,与末端回肠病变有关;腹痛也可能与 CD 并发肠梗阻有关。大便一般为糊状或水样便,少见黏液便及肉眼血便。腹泻主要与病变肠段分泌过多且吸收减少、末端回肠病变或切除导致的胆盐吸收不度等有关。

3. 体征 对 CD 患者体检可能发现比 UC 患者更多的阳性体征,包括腹部包块、瘘管、肛周病变等。部分 CD 患者可能出现腹部包块,多见于右下腹部和脐周,腹部包块可能与肠粘连、肠壁和肠系膜增厚、肠系膜淋巴结肿大、内瘘或者腹内脓肿由网膜所包裹等有关。瘘管是 CD 的特征性表现,因透壁性炎性病变穿透肠壁全层至肠外组织或空腔脏器而成,分为内瘘和外瘘两种,前者多通向其他肠段,后者多通向阴道、膀胱、腹壁或肛周皮肤。20%~30% 的 CD 患者可能出现肛周病变,伴有结肠病变特别是直肠炎的 CD 患者出现肛周病变的概率更高。因此,对 CD 患者尤其是有结肠受累的 CD 患者进行肛周检查就非常重要。CD 可能出现各种肛周病变,包括肛周瘘管、肛周脓肿、肛裂及肛周皮赘等。

CD 患者可能出现发热,一般为间歇性低热或中等度发热,少见高热,这与活动性肠道炎症、组织破坏后毒素吸收等有关。如果不合并腹腔或肛周脓肿的 CD 患者出现高热,则应注意有无淋巴瘤。CD 患者还常常伴有营养不良,表现为消瘦、贫血、低白蛋白血症、维生素缺乏及电解质紊乱等。营养不良与食欲减退、慢性腹泻、肠道吸收障碍或消耗过多等有关。

4. 实验室检查 粪便常规检查和培养不少于 3 次,以排除艰难梭状芽孢杆菌性肠炎、阿米巴肠病、血吸虫病等感染性疾病。对红细胞沉降率、C 反应蛋白、粪便钙卫蛋白水平等的检测有助于评估 CD 病变严重程度。检查血清铁、转铁蛋白、维生素 B_{12}、叶酸等,有助于了解 CD 患者的营养状况。γ-干扰素释放试验(如 T-SPOT. TB)有助于与肠结核鉴别。

5. 内镜检查 CD 最具特征性的内镜表现为纵行溃疡(图 5-24)和铺路石样改变。CD 可累及从口腔到肛门整个消化道的任何部分,回盲部为最好发部位(图 5-25),病变呈节段性、跳跃性分布。50% 的 CD 患者直肠正常。70% 的 CD 患者病变累及小肠,在对怀疑 CD 的患者行小肠检查时常有阳性发现。CD 小肠检查有胶囊内镜和小肠镜两种方法,推荐行小肠镜检查,不建议行胶囊内镜检查。因为 CD 患者常合并消化道狭窄,如小肠狭窄(图 5-26),若行胶囊内镜检查可能发生胶囊滞留,并且胶囊内镜检查无法取样进行活检。部分 CD 患者,特别是儿童 CD 患者,病变可累及食管、胃和十二指肠,但一般很少单独累及。对于怀疑 CD 的患者建议常规行胃镜检查,尤其是对于儿童和有上消化道症状的患者。

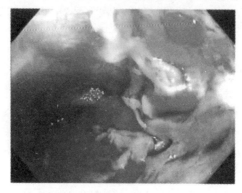

图 5-24　CD 患者的小肠纵行溃疡

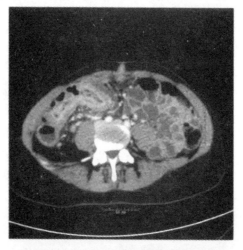

图 5-25　CD 患者的回盲部炎症

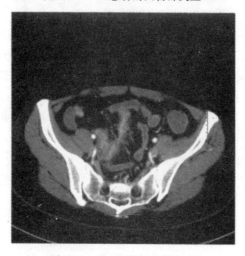

图 5-26　CD 患者的小肠狭窄

6.病理组织学检查 注意有无支持 CD 诊断的病理学表现:①隐窝变形。②固有层单核细胞浸润。③基底部淋巴浆细胞增多。④黏膜肌层增生。⑤幽门腺化生或帕内特细胞化生。⑥非干酪样坏死性肉芽肿。

非干酪样坏死性肉芽肿是 CD 的特异性表现,对于诊断 CD 具有很高的特异性,但是只有15%～36%的 CD 患者在行黏膜活检时能发现非干酪样坏死性肉芽肿,而且非干酪样坏死性肉芽肿也能见于其他疾病,如寄生虫感染、白塞病、结节病、NK/T 细胞淋巴瘤等。

7.影像学检查

(1)X 线平片:在怀疑有肺部结核时,应行胸部平片检查。CD 并发肠穿孔为慢性过程,因周围组织的包块,一般不会形成膈下游离气体,但是当内镜操作诱发急性穿孔时会有膈下游离气体形成。当怀疑有此种情况发生时,可行腹部平片检查明确诊断。

(2)CT 或磁共振肠道显像(CT/MR enterography,CTE/MRE):有助于 CD 诊断。通过小肠镜检查只能发现肠黏膜病变,并且小肠镜作为侵入性检查具有一定的风险性,费用也较高。活动期 CD 的典型 CTE 表现:肠壁明显增厚(>3mm);肠黏膜明显强化并伴有肠壁分层改变,黏膜内环和浆膜外环明显强化,呈"靶征"(target sign);肠系膜血管增多、扩张、扭曲,呈"木梳征"(comb sign)(图 5-27);相应系膜脂肪密度增高、模糊;肠系膜淋巴结肿大等。CTE或 MRE 还有助于发现狭窄、肛周瘘管(图 5-28)及腹腔脓肿等肠腔外并发症。

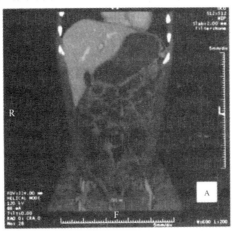

图 5-27 CD 患者的"木梳征"

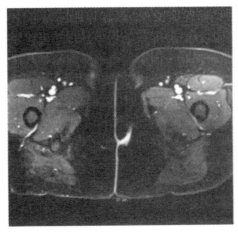

图 5-28 CD 患者的肛周瘘管

（二）疾病评估

CD 诊断成立后，需要根据蒙特利尔分型方法对患者进行分型，根据 CD 活动指数对疾病活动度进行评分，并注意有无肠外表现、并发症及其他自身免疫性疾病。完整的疾病评估有助于医生制订最佳治疗方案及判断疾病预后。

1.临床类型　推荐按蒙特利尔分型方法对 CD 进行分型（见表 5-5）。按病变部位分，约30% 的 CD 患者为结肠型，40% 的患者为回结肠型，30% 的患者为小肠型，部分 CD 患者可有消化道受累。按疾病行为，CD 可分为炎症型、狭窄型和穿透型，部分患者可有肛周病变。在CD 病程中，病变部位相对稳定，但疾病分型经常随着病情进展而变化。对法国 CD 患者的一项长期随访研究表明，在最初诊断时，70% 的 CD 患者为炎症型，17% 为狭窄型，13% 为穿透型；但是 10 年后当再次随访时，有 27% 的炎症型 CD 患者转变为狭窄型，另外有 29% 的炎症型 CD 患者转变为穿透型。

表 5-5　蒙特利尔分型方法 CD 病变范围分类

分类依据	项目	分类	备注
确诊年龄（A）	≤16 岁	A_1	
	17～40 岁	A_2	
	>40 岁	A_3	
病变部位（L）	回肠末段	L_1	$L_1 + L_4$ *
	结肠	L_2	$L_2 + L_4$
	回结肠	L_3	$L_3 + L_4$
	上消化道	L_4	
疾病行为（B）	非狭窄非穿透型	B_1 * *	$B_1 p$ * * *
	狭窄型	B_2	$B_2 p$
	穿透型	B_3	$B_3 p$
	肛周病变	P	

注：* L_4 可与 $L_1 \sim L_3$ 同时存在；* * B_1 随着时间的推移可发展为 B_2 或 B_3；* * * p 为肛周病变，可与 $B_1 \sim B_3$ 同时存在。

2.疾病活动度评估　临床上用 CD 活动指数（CDAI）来评估疾病活动度以及进行疗效评价。Harvey 和 Bradshow 的简化 CDAI 评分（表 5-6）较为简便，适用于临床。Best 医生团队提出的 CDAI 评分更多被应用于科学研究。

表 5-6　简化 CDAI 评分

项目	分数
一般情况	0：良好；1：稍差；2：差；3：不良；4：极差
腹痛	0：无；1：轻；2：中；3：重
腹泻	稀便每日 1 次记 1 分
腹部包块	0：无；1：可疑；2：确定；3：伴触痛
伴随疾病（关节痛、虹膜炎、结节性红斑、坏疽性脓皮病、阿弗他溃疡、裂沟、新瘘管及脓肿等）	每种症状记 1 分

注：总分≤4 分为缓解期；5～8 分为中度活动期；≥9 分为重度活动期。

3.肠外表现与并发症

(1)肠外表现:10%～35%的CD患者可能出现各种肠外表现,包括关节痛(炎)、口腔疱疹性溃疡、结节性红斑、坏疽性脓皮病、炎症性眼病、慢性活动性肝炎、脂肪肝、胆石症、硬化性胆管炎、胆管周围炎、肾结石、血栓性静脉炎、强点性脊柱炎、血管炎、淀粉样变性、骨质疏松和杵状指等。

(2)并发症:因CD为透壁性炎症,容易出现狭窄、瘘管、脓肿等各种并发症。①肠狭窄与梗阻:狭窄型CD较常见。美国一项研究显示,初次发病时,狭窄型CD占4.6%,诊断后1年、5年、10年和20年累计CD狭窄的发生率分别为7.2%、12.4%、15.2%和21.6%。合并狭窄的CD患者通常表现为肠梗阻。据西方国家研究报道,CD患者合并肠梗阻的发生率为10.5%～39.1%。②瘘管:CD常见表现之一。③脓肿:CD的常见并发症,如腹腔脓肿、肛周脓肿等。CD合并腹腔脓肿的发生率为10%～30%,合并肛周脓肿的发生率为11.2%～62.0%。④癌变:与UC相比,CD的癌变发生率相对较低,其结肠癌发生率为每年0.5‰。但CD患者发生小肠癌的风险比UC患者高。

(三)鉴别诊断

1.肠结核　CD与肠结核的鉴别诊断常相当困难,尤其是在印度、中国等肠结核的高发区。

患者若有下列特征,则倾向于诊断为CD:肛周病变(尤其是肛瘘、肛周脓肿);并发瘘管、腹腔脓肿;反复发作口腔溃疡、皮肤结节性红斑等肠外表现;结肠镜下见典型的纵行溃疡和典型的鹅卵石样外观;小肠镜下有空回肠节段性病变;活检发现非干酪样坏死性肉芽肿。

患者若有下列特征,则倾向于诊断为肠结核:伴活动性肺结核;结肠镜下见典型的环形溃疡,回盲瓣口固定开放;活检见肉芽肿分布在黏膜固有层,且数目多、直径大(长径>400μm),特别是有融合;活检组织抗酸染色阳性,结核杆菌DNA检测阳性,结核菌素试验强阳性或者血清γ-干扰素释放试验(如T-SPOT.TB)阳性。

对于鉴别诊断有困难者,可给予诊断性抗结核治疗。若在治疗数周内(4～8周),症状明显改善,并于2～3个月后肠镜复查病变痊愈或明显好转,则可初步做出肠结核的临床诊断,但要注意进一步随访观察。部分CD患者在抗结核治疗后也有可能出现症状缓解,甚至可见肠镜下肠黏膜的完全愈合。

2.肠易激综合征　某些CD患者因初次发病时症状较轻,容易被误诊为肠易激综合征,到病变进展时才被确诊为CD。为了避免在CD初期将其误诊为肠易激综合征,在诊断时需要密切注意患者是否同时存在以下报警症状,比如夜间腹泻、里急后重感、大便带血、大便失禁或者体重下降等。

3.药物性肠炎　某些药物,特别是非甾体抗炎药引起肠炎的临床表现和内镜下表现可能与CD非常相似,难以鉴别诊断,但如果在病理活检标本上发现凋亡的腺体、黏膜下纤维素沉积等,则提示为药物性肠炎。用药史是区分药物性肠炎与CD的关键。

4.白塞病　白塞病肠道病变也好发于回盲部,多为单发的深大溃疡。白塞病少见单独累及肠道,多同时伴有反复发作的口腔溃疡、复发性生殖器溃疡、眼部病变或皮肤病变。病理上发现血管炎症有助于白塞病的诊断。

5.肠道淋巴瘤　肠道淋巴瘤与CD均以腹痛、腹泻、发热及肠道溃疡为主要表现,且在病理上常常难以找到诊断淋巴瘤的证据,导致两者有时很难鉴别。但是仔细鉴别还是能发现两者之间有许多细微差别。从临床症状看，CD 多为粪便潜血阳性，少见肉眼血便；当不伴有脓肿时多为低热，少见高热。CD 多见肛周病变，然而少见急性穿孔。从内镜上看，淋巴瘤的肠道溃疡较 CD 肠道溃疡更深大，周边黏膜常有堤状隆起，呈"火山口样"。从影像上看，CD 肠壁增厚不如淋巴瘤明显，CD 也可有淋巴结肿大，但很少有长径大于 1cm 的情况及融合成团。

病理是确诊淋巴瘤的唯一依据，当临床上发现不符合 CD 的症状表现，而内镜或影像学表现怀疑肠道淋巴瘤时，应反复、多块、深挖活检，并请有经验的病理医生会诊阅片，以助确诊。

三、炎症性肠病的药物治疗概述

（一）主要治疗药物

IBD 的治疗药物主要包括四大类，即氨基水杨酸类药物、糖皮质激素、免疫抑制剂和生物制剂。这几类药物都有明显的不良反应，在用药过程中必须定期行血常规、肝肾功能、骨密度等相关检查，密切监测药物的副作用。

1. 氨基水杨酸类药物　氨基水杨酸类药物按所含化学成分可分为传统的柳氮磺胺吡啶（Sulfasalazine）和各种 5-氨基水杨酸制剂，如巴柳氮（Balsalazide）、奥沙拉嗪（Olsalazine）和美沙拉嗪（Mesalamine）。柳氮磺胺吡啶的临床疗效与 5-氨基水杨酸相似，但胃肠道反应、肝功能损害、白细胞下降等不良反应在 5-氨基水杨酸更多见，限制了其在临床上的应用。氨基水杨酸类药物按剂型可分为口服给药的片剂、颗粒剂、胶囊剂、缓释剂、控释剂，及直肠局部给药的栓剂、灌肠剂、泡沫剂和凝胶剂。

氨基水杨酸类药物是治疗 UC 和轻度 CD 的主要药物。各种氨基水杨酸制剂因剂型和所含化学成分不同，释放部位也不同，应根据患者的病变部位选择合适的氨基水杨酸制剂。对于病变局限在直肠或直肠及乙状结肠者，强调局部用药。例如对于病变局限在直肠的患者，用美沙拉嗪栓剂；对于病变在直肠及乙状结肠者，用灌肠剂；对于病变超过乙状结肠者，应口服与局部应用美沙拉嗪联合或用口服及局部制剂，可明显提高疗效。各种口服氨基水杨酸制剂的释放部位也略有差别，如柳氮磺胺吡啶、奥沙拉嗪和巴柳氮主要在结肠释放；美沙拉嗪缓释剂及颗粒剂主要在末端回肠和结肠释放；美沙拉嗪控释剂在十二指肠、空肠和结肠释放。

2. 糖皮质激素　在国内，糖皮质激素按化学成分可分为泼尼松、甲泼尼龙、氢化可的松、地塞米松和局部起效的激素布地奈德（Budesonide）；按剂型可分为静脉给药的针剂和口服给药的片剂。国外市场上还有直肠局部给药的灌肠剂、泡沫剂和栓剂。

若 UC 患者经足量氨基水杨酸类制剂治疗 2～4 周后，症状仍控制不佳，尤其对于病变较广泛者，应及时改用糖皮质激素治疗。首先，应给予糖皮质激素口服，推荐给予泼尼松 0.75～1.00mg/(kg·d)，在达到症状缓解后开始逐渐缓慢减量直至停药。需注意，快速减量会导致早期复发。糖皮质激素口服效果不佳时，应考虑静脉激素治疗，推荐氢化可的松 300～400mg/d，其剂量增大也不会增加疗效，但剂量不足则会降低疗效。

糖皮质激素也是中重度活动性 CD 患者治疗的首选药物，可采用泼尼松口服或氢化可的松静脉滴注。如果 CD 病变局限在回肠末段、回盲部或升结肠，则可考虑用布地奈德治疗。布地奈德为局部作用糖皮质激素，对中重度活动性 CD 的疗效不如全身作用糖皮质激素好，但其全身不良反应显著少于全身作用糖皮质激素。

3. 免疫抑制剂　免疫抑制剂包括硫唑嘌呤（azathioprine，AZA）、6-巯基嘌呤（6-mercapto-

purine,6-MP)等嘌呤类药物,氨甲蝶呤(methotrexate,MTX)和环孢素 A(cyclosporinA, CsA)。

对于诱导活动性 UC 症状缓解,硫唑嘌呤与激素有协同作用,但起效慢,一般要用药 12～16 周才能达到最大疗效。因此,其主要作用是激素诱导症状缓解,并在撤离激素后继续维持症状的缓解,适用于激素抵抗或依赖的 UC 患者。嘌呤类药物也适用于中重度 CD 患者的维持治疗。AZA 欧美推荐的目标剂量为 1.5～2.5mg/(kg·d);亚裔人种剂量宜偏低,如 1mg/(kg·d)。硫唑嘌呤副作用较多,最常见的副作用包括胃肠道反应、白细胞下降及肝功能损害。

对于硫唑嘌呤无效或不能耐受者,可考虑换用氨甲蝶呤。国外研究推荐,在诱导缓解期,氨甲蝶呤的剂量为 25mg 每周,肌肉或皮下注射;至 12 周达到临床缓解后,可改为 15mg 每周,肌肉或皮下注射;也可改为口服,但疗效可能降低。在服用硫唑嘌呤后,早期胃肠道反应常见,应常规同时口服叶酸,以减轻胃肠道反应;白细胞计数降低和肝功能损害也是比较常见的副作用;妊娠为硫唑嘌呤的禁忌证,用药期间及停药后数月内应避免妊娠。

在给予环孢素治疗时,应十分谨慎。因其治疗剂量与中毒剂量接近,并且容易出现肾功能损害等严重且不可逆转的不良反应。环孢素一般仅限于激素抵抗或依赖的 UC 患者的短期转换治疗;待症状缓解后改为口服,再继续使用一段时间;然后就应该逐渐过渡到硫唑嘌呤维持治疗。在使用环孢素期间,需定期监测血药浓度(有效浓度为 100～200ng/mL),并严密监测不良反应。

4. 生物制剂 生物制剂包括各种抗肿瘤坏死因子(tumor necrosis factor,TNF)抗体[如英夫利西单抗(Infliximab)、阿达木单抗(Adalimumab)和赛妥珠单抗(Certolizumab)等]及各种抗整合素(integrin)抗体[如维多珠单抗(Vedolizumab)和那他珠单抗(Nalalizumab)等]。目前,英夫利西单抗是我国唯一被批准用于 CD 治疗的生物制剂,阿达木单抗正在进行上市前Ⅲ期临床试验。

英夫利西单抗使用方法为 5～10mg/kg 静脉滴注,在第 0、2、6 周给予诱导缓解;随后,每隔 8 周给予相同剂量做长程维持治疗。对原先已使用免疫抑制剂无效者,没必要继续合用免疫抑制剂;但对于在接受英夫利西单抗治疗前未接受过免疫抑制剂治疗者,英夫利西单抗与硫唑嘌呤合用可提高不依赖激素的临床缓解率及黏膜愈合率,但联合用药发生机会性感染、淋巴瘤等的风险也会较单用英夫利西单抗更高。

(二)治疗药物的选择

1. 诱导缓解药物的选择 早期积极治疗有可能提高疾病缓解率,并降低缓解期复发率。

氨基水杨酸类药物、激素、免疫抑制剂和生物制剂均可用于 IBD 患者的诱导缓解。这几类药物的疗效依次逐渐增加,副作用也逐渐增加。因此,应根据患者的疾病部位、疾病行为、严重程度等选择合适的治疗药物,可采用"升阶梯治疗"或"降阶梯治疗"。

近年来,有学者开始提倡"降阶梯治疗",也就是不必经过"升阶梯治疗"阶段,在诱导缓解治疗一开始就给予更强的药物。然而,"降阶梯治疗"的治疗成本更高,药物副作用更大,并不适用于所有 CD 患者。因此,对于有"病情难以控制"高危因素的 CD 患者,可以采用"降阶梯治疗"。所谓"病情难以控制",一般指患者病情在短时间内复发而需要重复激素治疗或发生激素依赖,或者有在较短时间内需行肠段切除术等预后不良的表现。目前,较受认同的预测"病情难以控制"的高危因素包括:合并肛周病变,广泛性病变(累计病变累及肠段长度＞

100cm），食管、胃、十二指肠病变，发病年龄轻，首次发病即需要激素治疗等。

2.维持缓解药物的选择　糖皮质激素治疗只能用于 IBD 活动期诱导治疗的患者，不能用于维持治疗，因为激素维持治疗的疗效不明确且副作用大。

能用于 IBD 患者维持治疗的药物包括氨基水杨酸类药物、免疫抑制剂及生物制剂。维持治疗药物的选择视诱导缓解时的用药情况而定：以氨基水杨酸类药物诱导缓解者，继续以氨基水杨酸类药物维持缓解；如果给予患者激素才能诱导缓解，则一般需要免疫抑制剂才能维持缓解，氨基水杨酸类药物对激素诱导缓解后维持缓解的疗效不确定；在给予生物制剂诱导缓解后，可采用生物制剂和（或）免疫抑制剂维持缓解。

3.CD 患者合并肛瘘的治疗的药物选择　对无症状的单纯性肛瘘患者无须处理；对有症状的单纯性肛瘘患者首选抗生素（如环丙沙星、甲硝唑）治疗，并以硫唑嘌呤或 6-巯基嘌呤维持治疗；对复杂性肛瘘患者，应用英夫利西单抗、抗感染药物及联合外科治疗的效果较好。

4.CD 患者术后预防复发的药物选择　为预防 CD 回结肠切除术后内镜及临床复发，可应用美沙拉嗪、硫嘌呤类药物、英夫利西单抗及甲硝唑进行治疗。硫嘌呤类药物及英夫利西单抗对预防 CD 术后复发的效果均优于美沙拉嗪，但硫嘌呤类药物和英夫利西单抗的不良反应较多，且价格昂贵，两者均适用于术后早期有复发高危因素的患者，即有吸烟史、肛周病变及肛周病变史、穿透性疾病表型或肠段切除术史的患者。长期使用甲硝唑患者多不能耐受该药（大多是因为胃肠道或周围神经系统的副作用），一般在术后 3 个月内与硫唑嘌呤合用，继以硫唑嘌呤维持，可显著降低 CD 术后复发率。对于术后早期有复发高危因素的患者，宜尽早（术后 2 周内）积极干预，于术后半年、1 年及之后定期行肠镜复查，根据内镜复发与否及程度给予药物或调整药物治疗。

第四节　炎症性肠病的外科治疗

炎症性肠病的治疗强调多学科相结合的综合治疗模式。外科干预是 IBD 治疗的重要部分。尽管治疗 IBD 的新药不断涌现，但仍有相当一部分患者需要手术治疗。国外临床经验总结表明，近 70% 的 CD 患者以及约 30% 的 UC 患者最终需要外科手术干预。有经验的外科医生在治疗时能够准确掌握手术时机，采用正确的手术方法，这对 IBD 患者的治疗效果至关重要。总体来说，UC 患者可经全结直肠切除术治愈，而 CD 的手术治疗常常仅是对其并发症的处理，并不能治愈疾病本身，且术后疾病的复发率相当高（一年内为 28.0%～93.0%）。本节将分 UC 与 CD 两个部分进行阐述。

一、溃疡性结肠炎的外科治疗

医学界对 UC 病因的认识不断深入，UC 的外科治疗方式也经历了将近一个世纪的探索和演变。UC 的特征是起源于直肠的慢性炎症，并不同程度地累及近端结肠，累及长度不一。目前，理论上认为，完全切除所有可能的病变组织可以治愈 UC。

UC 的手术方案根据急诊手术和择期手术而在策略上有所差别。急诊手术的指征包括对内科治疗无反应的急性发作以及威胁生命的并发症（如中毒性巨结肠、穿孔、出血等）。手术方式有：Blowhole 结肠造口＋袢式回肠造口，次全结肠切除（subtotal colectomy，STC）＋末端回肠造口（total proctocolectomy，TPC）＋末端回肠造口。择期手术根据病情不同而采用以下不同的术式：STC＋末端回肠造口，TPC＋末端回肠造口，TPC＋回结肠吻合（ileal-rectal an-astomosis，IRA），TPC＋回肠储袋肛管吻合术（ileal pouch-anal anastomosis，IPAA），TPC＋可控性回肠造口。其中，吻合器"J"形 IPAA 是 UC 患者的首选手术方式（图 5-29）。

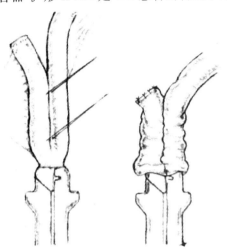

图 5-29　采用线形切割闭合器两次激发，制作"J"形储袋

（一）手术指征

在大部分情况下，手术治疗对患者并发症的发生率、患者死亡率以及生活质量有显著的影响。内科治疗失败（即难治性 UC）仍然是 UC 最常见的手术指征。由于患者症状无法控制、生活质量差、长期药物治疗（尤其是长期糖皮质激素治疗）存在的风险或副作用、治疗依从性差、生长发育迟缓等种种原因，患者可能在择期情况下选择手术。

目前，临床上对 UC 中单灶性扁平低度不典型增生的处理仍存在争议。其进展为高度不典型增生的发生率为 0～53％。一项涉及 20 个研究的荟萃分析研究了 508 例伴有扁平低度不典型增生的 DALM（Dysplasia-associated lesion or mass）病例，其癌变风险为不伴有不典型增生 UC 病例的 9 倍（OR：9.0；95％CI：4.0～20.5），发展为其他进展期病变的风险为 12 倍（OR：11.9；95％CI：5.2～27.0）。Bernstein 等认为，低度不典型增生的癌变风险为 19％；在其随访的患者中，未经治疗的低度不典型增生患者有高达 29％发展为 DALM、高度不典型增生或者癌症。因此，该文作者建议对这部分患者应立即施行结肠切除术。而在另一项研究中，涉及了 60 例经内镜监测在扁平黏膜中发现低度不典型增生的病例，平均随访时间达 10 年，44 例（约 73％）病例在之后反复的结肠镜检查中可发现多处低度不典型增生，然而进展为高度不典型增生或者 DALM 者仅有 11 例（约 18％）。由于不同组织病理学家对低度不典型增生的诊断差异较大，导致结果和建议较为混杂。因此，在实际临床工作中，应告知患者持续内镜监测与外科治疗各自潜在的风险和获益，让患者做出选择。

（二）手术方式

1. 全结肠切除＋回直肠吻合术　全结肠切除＋回直肠吻合术要求有相对正常的直肠黏膜来保障吻合口的安全。因此，严重的直肠炎性改变和直肠扩张功能明显减退是该手术的禁忌证。尽管该术式相对简单，但其长期疗效欠理想，6 年以上的失败率为 12％～15％，且术后残留直肠在理论上存在癌变的可能性，术后仍应每年行内镜监测。对于无条件行 TPC＋IPAA 的老年患者或有生育要求的年轻女性患者，可考虑行此术式。

2. 全结直肠切除＋回肠造口术　伦敦伯明翰大学的 Brooke 医生于 1952 年首先报道了全新的并沿用至今的造口方法。自 Brooke 报道其一期行全结直肠切除＋回肠造口术获得良好效果后,该术式便得到了普遍的认可。目前,该术式是 UC 的传统标准式,在评价其他手术方式时应以此术式作为参照。尽管早期回肠造口相关并发症较多且 TPC＋IPAA 在近 30 年来已被广泛接受,但全结直肠切除＋回肠造口术对那些具有储袋失败高危因素(如肛管括约肌功能减弱,既往有肛门、阴道疾病)的患者仍为首选。虽然该术式有不少并发症(如小肠梗阻,感染或瘘,持续性腹痛,性功能障碍,膀胱功能障碍及不孕等),但其远期并发症较 IPAA 少。

3. 全结直肠切除＋可控性回肠造口术　20 世纪 50 年代以后,全结直肠切除＋回肠造口术已成为 UC 的治愈性手术方式,但回肠造口患者需要长期佩戴收集粪便的器具,尽管 90% 的患者接受佩戴粪袋,但多达 40% 的患者仍然希望能有所改进。于是,一种体内"储袋"的手术方式应运而生。1969 年,瑞典的 Nils Kock 医生发明了 Kock 储袋,并为 IPAA 的产生奠定了基础。早期的 Kock 储袋并没有设计可控性的活瓣样结构,后逐渐演变成年人为逆行性肠套叠构建可控性活瓣,并采用尿管排出液状的储袋内容物。Kock 储袋曾经一度在临床上得到较为广泛的使用,但该手术术后并发症较多,25% 的患者可出现早期并发症(如感染与梗阻),其远期并发症发生率更是高达 50%(主要为继发于活瓣滑脱或功能失调性的大便失禁和肠梗阻等),其中有 60% 的患者需再行活瓣修复术。后来,虽亦有多种储袋固定及构建方式的探索,但在 IPAA 出现后,该术式在临床上的应用还是变少了。

然而,可控性回肠造口术仍有临床应用价值,目前仅用于肛管括约肌功能不良、IPAA 手术失败需再次手术者以及不愿行 Brooke 回肠造口者。

4. 全结直肠切除＋回肠储袋肛管吻合术　在 Kock 储袋的启发下,TPC＋IPAA 应运而生。1978 年,在动物实验的基础上,Parks 成功施行了 5 例"S"形回肠储袋肛管吻合术。后来,日本的 Utsunorniya 报道了"J"形储袋,由于其构建方式简便、疗效优越,迅速被广大结直肠外科医生所接受。目前,吻合器"J"形储袋(J-Pouch)IPAA 已成为 UC 患者的首选手术方式(图 5-30)。该重建性术式恢复了消化道的连续性,保留了肛门括约肌的功能,避免手术后永久性造口的痛苦,开创了 UC 外科治疗的新时代。

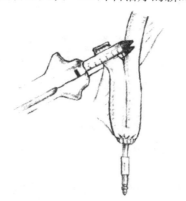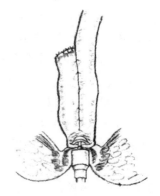

图 5-30　切除多余的"J"形储袋顶端,并做适当包埋后,经肛门置入圆形吻合器完成储袋肛管吻合

目前,IPAA 是治疗 UC 的首选手术方式。该术式安全有效,并发症发生率为 19%～27%,手术死亡率仅为 0.2%～0.4%,患者术后的生活质量接近正常人。IPAA 的并发症主要为储袋相关并发症(如储袋炎)和结直肠手术的一般并发症,由于盆腔分离,所以术后不孕

及性功能障碍的发生率有所升高。

(1)IPAA 的适应证和禁忌证。择期行 IPAA 的适应证包括药物治疗无效的顽固性 UC，激素依赖或不耐受，以及在结肠炎基础上发生黏膜不典型增生或恶变。合并严重并发症或药物治疗无效的 UC 急性发作通常需要急诊行结肠全/次全切除术，然后分期行直肠切除及 IPAA。进展期低位直肠癌、肛门括约肌功能障碍及病理学确诊的 CD 是 TPC+IPAA 的禁忌证。此外，尽管年龄不是绝对禁忌，但肛门括约肌的静息压和收缩压通常随着年龄的增长而下降。因此，对 60 岁以上的老年病例尤其需要加以注意，慎行 IPAA。

(2)腹腔镜在 IPAA 中的应用。近年来，腹腔镜 IPAA 手术的开展率不断提高，腹腔镜手术的优点也开始体现。多项研究显示，虽然腹腔镜 IPAA 手术时间较长，但与开腹手术相比，腹腔镜 IPAA 可缩短患者术后禁食和住院的时间，降低术后腹腔和肺部感染的发生率，降低术后并发症的总体发生率。腹腔镜 IPAA 手术指征沿用已经明确的 IPAA 手术指征即可，并可根据技术条件进行病例选择。

(三)手术时机

有条件时，可择期行 IPAA。对于有下列情况者，应考虑先施行结肠全/次全切除及回肠造口术，再分期行直肠切除及 IPAA：可疑 CD，术而需要大剂量激素治疗，中毒性巨结肠，严重肥胖及重度营养不良患者。随着英夫利西单抗等生物制剂的广泛应用，需要考虑术前使用生物制剂所带来的额外风险。建议，对于最后一次使用英夫利西单抗距离手术时间不足 12 周的患者，应先行结肠次全切除术，以避免术后感染性并发症的发生。对于 90% 以上行 IPAA 的患者，需要行临时性回肠造口，一般于 3 个月后关闭造口。在关闭回肠造口前，应常规对储袋行造影和内镜检查，以明确储袋和吻合门的完整性。储袋手术涉及全结直肠切除、盆腔分离、储袋选择与制作等方面，ECCO 指南建议应该在病例相对集中的中心进行，有经验的医生每年应开展储袋手术的例数在 10 例以上。

二、克罗恩病的手术治疗

CD 的病因、临床表现及历史发展较 UC 更为复杂。CD 的治疗方法经历了近 100 年的发展，但由于 CD 病因不明、临床表现复杂、患者之间异质性大，至今仍需不断探索更为合适的治疗手段。20 世纪 30 年代，在 CD 正式为人们所认识以后，其手术方式主要经历了为"转流病变肠段"而实施的"短路、旷置手术""广泛肠切除术"以及"切除病变肠段后端端吻合术"三个阶段。

大多数患者病变在小肠，伴或不伴结肠病变。约 1/3 的患者病变仅限于结肠或直肠。70% 的患者在病程中至少接受过一次手术治疗，且可能因复发而需多次手术，而广泛切除小肠常导致短肠综合征的发生。因此，"保留肠管"是 CD 手术治疗策略的核心理念。对于存在严重结肠病变的患者，可慎重选择全结直肠切除或结直肠切除，视病变情况行结肠造口或回肠造口术，但因 CD 属透壁性炎症且有复发倾向，故一般不应行 IPAA。目前，由于 CD 仍不可治愈，因此其手术的目的不是治疗疾病本身，而是针对并发症采取干预措施。CD 的临床治疗应根据具体病情以药物治疗为主，而在有适应证的情况下，通过外科手术干预，可以达到消除或缓解症状，改善病情，提高患者生活质量的目的。然而，鉴于术后复发率和再手术率较高，外科医生应与消化科等多学科的医生展开协作，在充分了解患者病情的情况下，准确掌握手术适应证，选择合理有效的手术方式及最佳手术时机。

（一）手术适应证

急性并发症、慢性并发症及内科治疗失败是 CD 的三大主要手术适应证。急性并发症是指中毒性结肠炎伴或不伴巨结肠、腹腔感染、出血、穿孔。慢性并发症是指不典型增生、生长迟缓、慢性肠梗阻以及肠外表现等。内科治疗无效有几种情况，包括药物治疗无反应、不完全反应、不良反应以及顺应性差。外科治疗的目的是解决并发症症状，提高患者的生活质量。而并发症的发生往往伴随着患者全身情况较差的状态，因此，必须做好充分的术前准备，如感染控制、营养支持等。除伴有大出血外，一般不宜施行急诊手术，而且，除急诊手术外，择期手术都应在非活动期进行。此外，10%的 CD 患者会合并肛周病变，包括肛瘘、肛裂、皮赘等，如没有临床症状或症状较轻，则可不做处理。予以随访观察。

（二）手术方式

1.肠段切除术　肠段切除术一般是首选手术方式。但复发与肠管保留是手术治疗 CD 必须权衡的两个问题。两者之间联系密切，且关系到患者最终的治疗效果和生活质量。总的来说，由于 CD 本身的疾病特点，外科手术偏于保守。虽然大部分患者保留 100cm 长的肠管即可维持生理需要，但复发的可能性常随着时间的推移而上升，患者最终可能需行多次肠段切除。而每一次切除都会增加患者出现短肠综合征以及相关代谢性并发症的风险。因此，对于已有肠段切除史的患者，慎行第二次肠段切除术。

对外科医生来说，切除范围是首要问题。不少医生对切缘与复发的关系进行了研究。1985 年，Krause 等分析了 186 例 CD 病例，根据切缘（大于或小于 10cm）对患者进行分组比较，他们发现短切缘组的复发率为 83%，而长切缘组的复发率为 31%。然而，同年，Hamilton 等通过术中冰冻切片发现，肉眼切缘与组织学切缘对术后复发或再手术率并无影响。目前，有关这方面的最佳证据来自 1996 年 Fazio 等进行的一项前瞻性随机对照研究，将 131 例病例分为短切缘组（切缘 2cm）以及长切缘组（切缘 12cm），虽然结果显示长切缘组复发率较低，但两组差异并无统计学意义。对于局限于回盲部的 CD 合并肠梗阻，局限性切除即可得到缓解。目前，认为并无必要进行扩大切除。基于保守的手术策略，短肠综合征的发生率已较以往大为降低。因此，对切除标本的病理检查不需要报告显微镜下切缘情况。

2.狭窄成形术　虽然肠段切除术是治疗梗阻性 CD 的首选术式，但是由于 CD 具有复发倾向，多次的肠段切除必然会使患者承受短肠综合征的风险。为了避免多次肠段切除所造成的不良后果，非切除的外科技术也在具有短肠综合征风险的患者中不断地探索发展，针对肠道狭窄的狭窄成形术便是其中的代表术式之一。

1982 年，Lee 等借鉴结核性肠狭窄的治疗经验，在 CD 患者中第一次使用狭窄成形术。此后，狭窄成形术在 CD 的治疗中开始得到应用。1994 年，梅奥医院的 Spencer 等回顾性分析了 244 例因并发症行剖腹探查的 CD 病例，其中 35 例病例共接受了 71 次狭窄成形术，3 年内有症状复发的概率是 20%。1996 年，克利夫兰医院的 Ozuner 等回顾性分析了 162 例行狭窄成形术的 CD 病例，同样认为在经选择的 CD 肠道狭窄患者中施行狭窄成形术是安全有效的。

目前，狭窄成形术的应用指征为：①广泛空肠回肠炎伴单个或多个较短的纤维化性狭窄。②既往有多次或者广泛肠段切除，有短肠综合征风险。③既往肠段切除后 1 年内复发狭窄。④单一的回结肠吻合狭窄。⑤十二指肠狭窄。对腹腔感染（合并脓肿、瘘管）、可疑肿瘤以及营养较差者，一般不宜行狭窄成形术。当在较短的肠段内有多个狭窄时，狭窄成形术往往难以达到解除梗阻的目的。狭窄成形术在 CD 合并肠梗阻中的应用尚存在争议。仅有小部分梗阻性 CD 患者可用狭窄成形术。对梗阻性 CD 患者行狭窄成形术所造成的问题有：①可能增加吻合口瘘的风险，复发率更高。②可能遗漏癌变，应考虑是否对病变进行活检以排除癌变。③远期有癌变的风险。④对狭窄成形术所保留的有疾病的肠管的吸收功能也存在疑问。虽然已有多项研究证明狭窄成形术的安全性，但在 CD 合并肠梗阻时，运用仍需慎重。

在狭窄成形术术式的选择上：对于较短的狭窄（狭窄段长度≤10cm），可采用 Heineke-Mikulicz 方式，即纵切横缝；对于狭窄段长度在 10～20cm 的狭窄段，可考虑使用侧侧狭窄成形术。考虑到在行这种狭窄成形术后，从肠管伸出的憩室样囊腔可能导致细菌过度繁殖，且靠近憩室的输入段可能复发狭窄。改进而来的侧侧同向蠕动成形术则适用于狭窄段长度在 20cm 以上的狭窄患者。

3.腹腔镜在 CD 中的应用　早年，腹腔镜的应用被认为因存在免疫抑制以及 CD 特殊的病理特点（如肠系膜短厚、粘连、组织脆性高等），会使手术难度升高，术后并发症增加。然而，2003 年 Bergamaschi 等分析了 92 例行腹腔镜下和开放性回结肠切除术的 CD 病例，结果显示腹腔镜手术组术后 5 年小肠梗阻发生率（11.1%）较开放性手术（35.4%）低，且两者在复发率上没有差异。腹腔镜手术术后即使无法评价腹腔粘连的程度，再次手术时也可发现腹壁与肠管粘连较少，且再次手术时间缩短，出血量少，伤口美观。

复发性 CD 曾被认为是腹腔镜手术的禁忌证，主要原因是中转开腹风险高，术后并发症多。然而近期研究表明，采用腹腔镜手术治疗的原发性 CD 与复发性 CD 两组之间，发生肠瘘、中转开腹及术后并发症的差异无统计学意义。因此，对复发性 CD 仍可以考虑采用腹腔镜手术。

鉴于腹腔镜手术有中转开腹的可能性，有必要对相关影响因素进行评价。一般认为，年龄大于 40 岁、腹部触及包块、术前营养不良、肠瘘等都是相关的危险因素，因此在选择手术方式时应当了解患者有无这些危险因素，尽是避免中转开腹。

（三）肛周 CD 的外科治疗

2005 年，CD 的蒙特利尔分型方法也开始把肛周病变作为一个独立分类因素来考虑，现已经得到临床的普遍认可。CD 的肛周病变可早于肠道症状出现，包括肛周皮肤病变（皮赘、痔）、肛裂、肛管溃疡、狭窄、肛周脓肿、肛瘘、直肠阴道瘘、赘生物等，临床上引起肛周不适、疼痛、有渗出物等，对患者生活质量造成不同程度的影响。

肛周 CD 病变进展较慢，常无症状，部分可可自愈。其治疗效果不佳常常是因为未使用最佳的药物治疗方案，肛门失禁大多由于手术造成。Alexander Williams 早在 1980 年就指出，肛周 CD 患者失禁的主要原因是手术过于积极，而非病变本身。肛周 CD 肛瘘治疗的理想效果是使瘘管持续完全闭合，无脓肿形成，避免手术，改善患者生活质量。肛周 CD 的治疗应遵循以下原则：①主张多学科综合治疗。②个体化治疗。③如肠道 CD 处于活动期，则需首先或同时控制肠道活动性病变。④在肛周 CD 未引起临床症状或症状较轻时，则无须处理，但应予以随访观察。⑤外科手术应尽量保守。

肛周 CD 常需要联合药物与手术治疗。5-氨基水杨酸（5-Aminosalicylic acid，5-ASA）类药物以及糖皮质激素对肛周 CD 肛瘘的闭合作用不大。甲硝唑或环丙沙星有一定疗效，两者之间无显著性差异。多数情况下，甲硝唑单药治疗对肛周 CD 肛瘘即有治疗作用，也可联合使用环丙沙星。硫唑嘌呤（AZA）或 6-巯基嘌呤（6-MP）在初治患者中的有效率接近 50%，但起效较慢。生物制剂治疗(如抗肿瘤坏死因子抗体)可使一半以上患者的瘘管完全静止。

对于肛周脓肿应给予充分引流。肛瘘主要采用非切割线挂线引流术。其他诸如直肠黏膜瓣前移术、臀大肌转移肌瓣术等适用于其他治疗失败的病例。对CD肛裂患者不应施行肛裂切除术,如CD肛裂患者同时存在直肠炎,应避免手术。CD肛周皮赘最为常见,常持续存在,但属良性病变,其大小、形状、性质各异。所以一般可见两种类型的肛周皮赘:①发绀色皮赘,较大,伴有水肿,质硬。②"象耳"皮赘,即扁平、基底较宽或者窄、质软的无痛性皮赘。前者常常是肛瘘或肛裂痊愈后遗留下的病变,手术切除后伤口难以愈合,因此是手术禁忌;后者可能影响肛周卫生,可以安全切除。

痔常无特殊不适,但如CD引起严重腹泻则可引起相应症状。由于手术切除常常导致伤口不愈合、感染、肛门狭窄等,所以一般也应避免包括外剥内扎、微创痔疮手术、套扎等在内的痔手术。在无任何肛门直肠CD的情况下,对经过审慎选择的患者也可进行手术切除或套扎。

参考文献

[1]周礼生.奥曲肽不同给药方法治疗急性胰腺炎的临床效果及安全性分析[J].临床合理用药杂志,2019(08):45-46.

[2]黄爱民.消化系统 基础与临床[M].2 版.北京:北京大学医学出版社,2019.

[3]景钦东,刘海鹏,王斌儒,等.甲磺酸阿帕替尼治疗进展期胃癌的研究进展[J].中国临床药理学与治疗学,2019(10):1194-1200.

[4]李德爱,陈强,游洁玉,等.儿科消化系统疾病药物治疗学[M].北京:人民卫生出版社,2019.

[5]贾鹏,李明友,吕巍巍,等.大剂量奥曲肽联合兰索拉唑治疗肝硬化合并上消化道出血的临床观察[J].中国民康医学,2018(12):13-15.

[6]鲁春燕,张建娜.消化系统疾病治疗药物处方集[M].北京:人民卫生出版社,2019.

[7]黄鑫,林海燕,高鹏,等.恩替卡韦联合异甘草酸镁注射液对慢性乙型肝炎患者血清IL-2、IL-10、IL-17、MIF 及外周血 T 细胞亚群水平的影响[J].现代生物医学进展,2018(06):1120-1123+1059.

[8]陈旻湖.消化系统疑难疾病诊疗思维及病例解析[M].北京:人民卫生出版社,2019.

[9]施嫣红,汤茂春,王俊珊,等.肠内营养联合英夫利昔单抗治疗成人克罗恩病的随机对照研究[J].同济大学学报(医学版),2020(01):51-56.

[10]王子卫,梅浙川.消化系统疾病[M].北京:人民卫生出版社,2018.

[11]卜爱,杜姗.艾司奥美拉唑镁肠溶片治疗幽门螺杆菌相关性胃溃疡临床研究[J].陕西医学杂志,2019(10):1381-1383.

[12]丁彦青,张庆玲.消化系统疾病[M].北京:人民卫生出版社,2020.

[13]宫健康,谢发平,王凯,等.瑞巴派特联合益生菌辅助标准四联疗法对 Hp 相关性十二指肠溃疡患者的疗效研究[J].实用药物与临床,2019(07):719-722.

[14]刘瑞宝.消化系统疾病介入治疗[M].北京:人民卫生出版社,2020.

[15]马艳鹏,刘龙龙,唐森,等.艾司奥美拉唑与兰索拉唑治疗急性非静脉曲张上消化道出血的成本效果分析[J].系统医学,2019(07):92-94.

[16]韩英.实用临床药物治疗学 消化系统疾病[M].北京:人民卫生出版社,2020.

[17]韩建雄,骆成俊,杨波,等.贝伐珠单抗联合不同化疗方案治疗转移性结直肠癌的疗效及安全性分析[J].解放军医药杂志,2019(10):27-30.

[18]刘沁雨,常越,张青,等.高尔基体蛋白 73 对抗病毒治疗慢性乙型肝炎患者代偿期肝硬化的诊断价值[J].解放军医药杂志,2020(03):86-91.

[19]Dennis L. Kasper.哈里森胃肠病学与肝病学[M].3 版.北京:北京联合出版公司,2018.

[20]王学祥,刘新群,王正茂.肝宁片联合异甘草酸镁治疗慢性病毒性肝炎的临床研究[J].现代药物与临床,2018(05):1097-1100.

[21]闫惠平,贾继东.自身免疫性肝脏疾病 2018 版[M].北京:人民卫生出版社,2018.

[22]惠双.卡培他滨联合奥沙利铂与替吉奥联合奥沙利铂治疗进展期胃癌的对比研究[J].中国实用医药,2016(27):183-185.